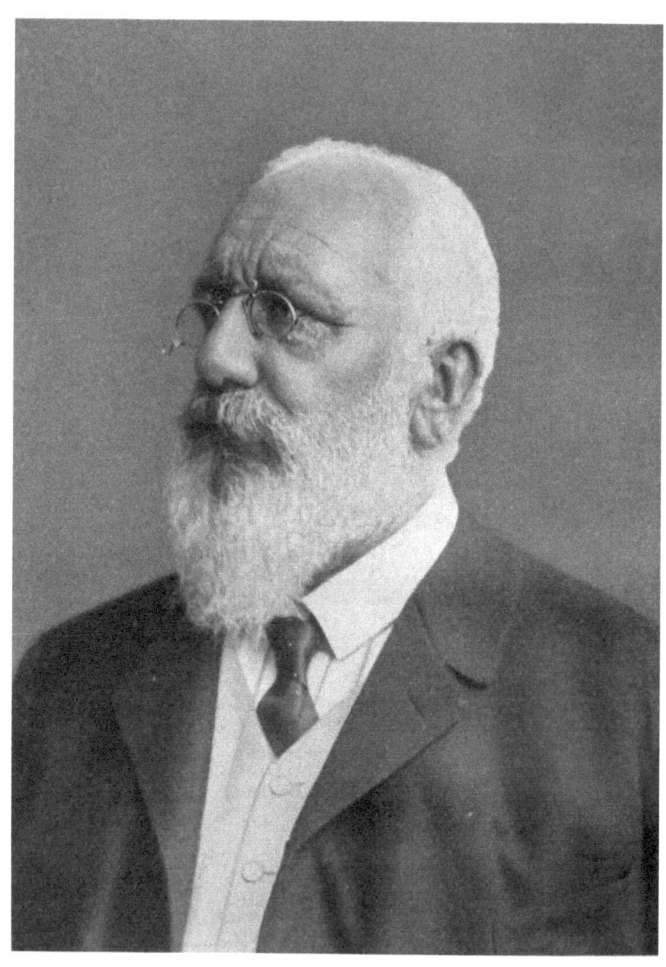

Mit 60 Jahren.

ERINNERUNGEN AN HEINRICH CURSCHMANN

VON

FRITZ CURSCHMANN · HANS CURSCHMANN
CARL HIRSCH · FELIX WOLFF

MIT 6 TAFELN

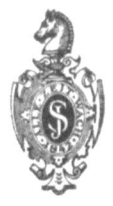

SPRINGER-VERLAG BERLIN HEIDELBERG GMBH
1926

ALLE RECHTE, INSBESONDERE DAS DER ÜBERSETZUNG
IN FREMDE SPRACHEN, VORBEHALTEN.

ISBN 978-3-662-40872-8 ISBN 978-3-662-41356-2 (eBook)
DOI 10.1007/978-3-662-41356-2

SOFTCOVER REPRINT OF THE HARDCOVER 1ST EDITION 1926

Vorwort.

Als HEINRICH CURSCHMANN am 6. Mai 1910 nach kurzer Krankheit plötzlich starb, fanden sich in seinem Nachlaß keine selbstbiographischen Aufzeichnungen. Er hatte für sie noch keine Zeit gehabt; die beruflose Muße und rückschauende seelische Einstellung des Greisenalters, die heute so viele zur Beschreibung ihrer Schicksale führen, sind ihm ja erspart geblieben.

Die Angehörigen und Freunde haben das Fehlen einer biographischen Darstellung seines Lebens schon bald nach seinem Tode schmerzlich empfunden. Der Tag, an dem HEINRICH CURSCHMANN seinen 80. Geburtstag gefeiert hätte, soll darum der Herausgabe dieser Erinnerungen an ihn dienen.

Es erschien uns schwierig, einem einzelnen die Abfassung dieser Biographie anzuvertrauen. Dazu wäre heute kaum einer fähig gewesen. Und dem, der vielleicht die Fähigkeit dazu besessen hätte, würde sicher die Zeit gemangelt haben.

Deshalb haben wir uns zusammengetan. Jeder hat das Kapitel und die Zeit bearbeitet, die ihm kraft eigenen Miterlebens oder auch dank seiner Fähigkeit oder historischen Schulung (wie z. B. beim Kapitel der Familie und der Jugendjahre) besonders „lagen".

Ein solches Sammelwerkchen kann nur Stückwerk sein. Es will aber auch eine systematische Biographie nicht ersetzen, sondern nur aus anspruchsloser eigener Erinnerung und treuer Liebe die Erinnerung der Freunde an den nun schon sechzehn Jahre Toten aufs neue und für lange Zeit beleben.

Rostock im Juni 1926. **Die Herausgeber.**

Inhaltsverzeichnis.

	Seite
Die Vorfahren. Jugend in Gießen. Mainz. Berlin. Von FRITZ CURSCHMANN-Greifswald	1
Die Hamburger Zeit. Von FELIX WOLFF-Hamburg	27
Meine Erinnerungen an die Leipziger Klinik HEINRICH CURSCHMANNS. Von CARL HIRSCH-Bonn	48
Kunst und Dichtung. Von HANS CURSCHMANN-Rostock	66
Krankheit und Ende. Von HANS CURSCHMANN-Rostock	79
Wissenschaftliche Arbeiten HEINRICH CURSCHMANNS	87

Die Vorfahren. Jugend in Gießen. Mainz. Berlin.

Von FRITZ CURSCHMANN-Greifswald.

In der sanges- und weinfrohen Pfalz, im Städtchen Alzey, deren Wappenschild noch heute in Erinnerung an den Sänger VOLKER die Fiedel zeigt, und in den Dörfern ringsum kennt jedermann die CURSCHMANNS als eine alteingesessene Familie. Sie selbst aber wissen, daß sie nicht dem mittelrheinischen Lande entstammen. In allen Zweigen des Geschlechtes lebt die Erinnerung, der Stammvater sei einst aus den Niederlanden, „um seines Glaubens willen vertrieben", eine neue Heimat suchend, in die Pfalz gekommen. Die Richtigkeit dieser Überlieferung hat sich bisher nicht voll erweisen lassen. Nur bis nach Krefeld und bis in die erste Hälfte des 17. Jahrhunderts vermögen wir die Geschlechtsfolge unserer Familie zurückzuverfolgen. Damals lebte in der niederrheinischen Stadt der Ratsherr MATTHIAS CURSCHMANN. Sein Sohn, wie wir mit großer Wahrscheinlichkeit annehmen dürfen, jedenfalls aber ein Angehöriger der nächsten Generation, war ALBERT CURSCHMANN, dem im letzten Jahre des Großen Krieges (1648) ein Sohn geboren wurde, den man wieder MATTHIAS nannte. Wenige Jahre später (nach 1650) wanderte dieser ALBERT CURSCHMANN rheinaufwärts und ließ sich in Hangen-Weisheim, eine knappe Meile südöstlich von Alzey, nieder, wo dann 1654 sein zweiter Sohn, JOHANNES, zur Welt kam. Von diesen beiden Brüdern stammen alle heute lebenden CURSCHMANNS ab. Die ältere Linie sitzt noch immer in Hangen-Weisheim und hat dort durch mehrere Generationen das Posthalteramt innegehabt. JOHANNES ergriff ein Handwerk.

Ahnentafel

| JOHANN HEINRICH CURSCHMANN Rotgerbermeister in Alzey * Alzey 1687 Sept. 28. † ,, 1768 Jan. 16. | JOHANNITA ANHÄUSER * Mauchenheim 1704 † Alzey 1782 Okt. 26. | JOHANNES ELLER Bauer * Wonsheim 1715 Juli 7. † ,, 1767 Febr. 24. | ANNA ELISABETHA FRANTZ * Wonsheim 1720 Sept. 9. † ,, 1763 Jan. 6. | JOHANN WERNER REISS Bauer * Dautenheim 1721 Mai 19. † ,, 1758 Aug. 23. | MARIA EVA OHLIGER * Dautenheim zw. 1723—1727 † ,, ? | JOHANN HEINRICH MEITZLER Bauer, Bürgermeister und Kirchenältester * Flomborn 1735 April 30. † ,, 1795 Mai 18. | ANNA MARGARETHE FITTING * Mauchenheim 1745 † Flomborn 1781 Okt. 11. |

∞   ∞   ∞

| JOHANN HEINRICH CURSCHMANN Müller auf der Oberen Weidaser Mühle * Alzey 1742 Aug. 8. † Dautenheim 1789 April 11. (vom Blitz erschlagen) | ANNA MARIA ELLER * Wonsheim 1745 Febr. 2. † Dautenheim 1815 Dez. 18. | JOHANN JAKOB REISS Bauer * Dautenheim 1752 Nov. 20 † Dautenheim 1842 Mai 24. | MARIA ELISABETH MEITZLER * Flomborn 1763 Juli 5. † Dautenheim 1848 April 6. |

∞ 1764 Nov. 12.   ∞ 1783 Mai 6.

| JOHANN PHILIPP CURSCHMANN Müller auf der Oberen Weidaser Mühle * Dautenheim 1771 Juni 1. † Dautenheim 1856 Sept. 23. | EVA MARIA REISS * Dautenheim 1784 Febr. 6. † Dautenheim 1854 Dez. 25. |

∞ 1806 Dez. 30.

JOHANN HEINRICH CURSCHMANN
Lehrer in Gießen

* Dautenheim 1818 Dez. 8.   † Gießen 1902 Mai 27.

∞ 1845

HEINRICH JAKOB
Dr. med. o. Prof. der Medizin

* Gießen 1846 Juni 28.

JOHANN JACOB WILLHELM Bauer	ANNA MARGARETHA BÖSE	JOHANN WILHELM GRÄFF	ANNA BARBARA BUTTERFASS	JOHANN JAKOB MOLTER Metzgermeister in Monsheim	MARIA KAGE	JOHANN REINHARDT HÄUSSER Chirurgus	ELEONORE CHRISTINE PLEICKHARDT
* Monsheim 1715 Juni 18.	* Monsheim 1726 Dez. 25.	* Monsheim 1729 März 25.	* Monsheim 1728 Jan. 20.	* ? ? ?	* ? 1735 Nov. 2.	* Monsheim 1728 Nov. 2. (?)	* Monsheim 1736 Jan. 27.
† „ 1794 Juli 29.	† „ 1778 Dez. 31.	† „ 1774 Jan. 30.	† „ 1803 Jan. 14.	† 1761 Febr. 3.	† Monsheim 1763 Febr. 15.	† nach 1780	† nach 1780
⚭ 1746 Juni 21.		⚭ 1748 Okt. 29.		⚭		⚭ 1758 März 28.	

JOHANN CHRISTOPH WILLHELM Bauer	SUSANNA DOROTHEA GRÄFF verw. HOFMANN	JOHANN GEORG MOLTER	JOHANNA MARGARETHA HÄUSSER
* Monsheim 1752 April 27.	* Monsheim 1756 Jan. 15.	* Monsheim 1768 April 23.	* Monsheim 1768 April 14.
† Monsheim 1829 März 28.	† Monsheim 1824 Okt. 12.	† ?	† ?

⚭ 1796 Jan. 10.   ⚭ 1790 Nov. 19.

JOHANN JAKOB WILLHELM Bauer in Monsheim		ANNA BARBARA MOLTER	
* Monsheim 1797 März 23.	† Monsheim 1884 Mai 23.	* Monsheim 1797 Dez. 12.	† Monsheim 1850 Okt. 25.

⚭ 1821 Jan. 2.

ANNA MARIA WILLHELM

	* Monsheim 1822 März 12.	† Gießen 1888 März 25.
Juli 10.		

WILHELM CURSCHMANN
an der Universität Leipzig

† Leipzig 1910 Mai 6.

Er wurde Rotgerbermeister im benachbarten Alzey, wo dann nach ihm durch 200 Jahre seine Enkel und Urenkel dies Gewerbe betrieben haben, denn die Gerber-CURSCHMANNS sind erst nach 1900 ausgestorben. Eine jüngere Linie der Alzeyer CURSCHMANNS begründete des JOHANN Enkel, JOHANN HEINRICH (geb. 1742). Er ging wieder aufs Dorf und übernahm in dem Alzey benachbarten Dautenheim die bereits von seinem Vater erworbene Weidaser Mühle, den letzten Rest des alten Zisterzienserinnenklosters Weidas. Er ist der Einzige in der langlebigen Sippe, der unter den bekannten direkten männlichen Vorfahren unseres Vaters das 80. Lebensjahr nicht erreicht hat: der Blitz erschlug ihn im Alter von 47 Jahren (1789).

JOHANN HEINRICHS Sohn, JOHANN PHILIPP, hatte eine stattliche Kinderschar. Außer mehreren Töchtern sind ihm neun Söhne herangewachsen, die, wie eine uns erhaltene Gruppenphotographie aus der Zeit, als der Jüngste schon ein Vierziger war, zeigt, alle das Gardemaß — würde man in Preußen gesagt haben — hatten. Der sechste dieser Söhne war JOHANN HEINRICH, geboren am 8. Dezember 1818, der Vater unseres Vaters. Auf dem linken Rheinufer galt bis 1900 der Code Napoléon, der bestimmt, daß alles Erbteil zu gleichen Teilen unter die Kinder verteilt wird. Niemals aber hat sich deutscher Bauern Familiensinn um diese papierene Bestimmung gekümmert. Feste Sitte war es, daß beim Erbfall das Familiengut, zu irgendeiner tief unter dem wirklichen Werte liegenden Summe angesetzt, dem Haupterben zugesprochen wurde, der dann mit einem entsprechend kleinen Bruchteil die Geschwister auszahlte. So war auch unser Großvater HEINRICH CURSCHMANN nur gering ausgestattet, als er sich einen neuen Beruf suchte. Er wurde Lehrer. Nachdem er das Seminar in Friedberg besucht hatte, fand er die erste Anstellung als Schulvikar in Monsheim, einem Dorfe, gut zwei Stunden westlich von Worms (1839). Das war ein Dörfchen, von dem man damals in den 40er Jahren auch in der großen Welt schon öfter hörte, denn der berühmte HEINRICH VON GAGERN, später Präsident der Frankfurter Nationalversammlung, besaß hier das Rittergut. Zu seinem Hause ist der junge Lehrer auch in eine gewisse Beziehung getreten, denn, neben seiner Dorfjugend, hat er auch das erstgeborene Töchterchen GAGERNs unterrichtet. Wichtiger für ihn: in Monsheim fand er die treue Lebensgefährtin, ANNA MARIA WILLHELM, die Tochter einer altansässigen Bauernfamilie. Sie war eine stattliche, hochbegabte Frau, als Kind in der Dorfschule immer die Erste unter den Mädchen, während auf der Jungensseite der kleine FINGER, der spätere hessische Minister, an der Spitze saß. Unser Vater hat mit der größten Liebe und Verehrung an seiner Mutter gehangen und immer betont, wie unendlich viel seine Jugendzeit ihrer fürsorgenden Liebe zu verdanken gehabt hat. Zu Ostern 1846 zog das junge Paar nach Gießen, wo der Gatte eine Lehrerstelle an der dortigen höheren Mädchenschule übernommen hatte. Hier wurde ihm am 28. Juni desselben Jahres als erstes Kind HEINRICH JAKOB WILHELM, unser Vater, geboren. Es sind noch mehrere Söhne gefolgt: FRITZ, geboren 1848, THEODOR, geboren 1852 und dann, mit einem erheblichen Abstande, das in frühem Kindesalter wieder gestorbene Zwillingspaar PHILIPP und KARL (geb. und gest. 1861).

In den letzten zwanzig Jahren seines Lebens ist unser Vater eine bekannte Persönlichkeit an den deutschen Universitäten gewesen. Nicht nur in Leipzig ging sein Verkehrskreis weit über den Rahmen der eigenen Fakultät hinaus, mehr noch auf seinen Reisen trat er in vielfache persönliche Beziehungen zu Hochschullehrern aller Fächer und Richtungen. Wenige dieser Kollegen werden gewußt haben, daß dieser Vertreter eines deutschen Professorentyps bester Art ganz unakademischer Herkunft war. Was in dieser Hinsicht schon gesagt ist, bestätigt die Ahnentafel, die ich als

Historiker diesem in erster Linie für medizinische Leser bestimmten Buche habe geglaubt, beigeben zu dürfen. Auf dem Gebiete der Genealogie begegnen sich ja unsere Wissenschaften.

Die Eltern unseres Vaters sind, wie bereits bemerkt, auf dem Dorfe geboren. Dasselbe gilt von allen Vorfahren in den beiden vorhergehenden Generationen, den Großeltern und Urgroßeltern. In der 16. Ahnenreihe erscheint der erste und einzige Städter, der Rotgerbermeister JOHANN HEINRICH CURSCHMANN in Alzey, die Frau aber nahm er aus dem benachbarten Dorfe Mauchenheim. Über das am weitesten rechts auf der Ahnentafel stehende Ehepaar HÄUSSER sind wir leider nicht näher unterrichtet. Der Name der Frau, PLEICKHARDT, klingt nicht pfälzisch, sondern gehört, seiner Form nach, ins südalemannische oder bajuwarische Sprachgebiet, ihre Familie war aber schon in der vorhergehenden Generation in Monsheim zu Hause. Auch der Gatte war, wie das Kirchenbuch bezeugt, als er heiratete, im Dorfe ansässig, aber er übte ein Gewerbe aus, das er dort nicht hat lernen können. Seine Berufsbezeichnung als Chirurgus sagt, daß er handwerksmäßig einen Teil der Heilkunst betrieben hat, und wir wollen hoffen, daß er manche Wunde sachgemäß verbunden, manche sonstigen Beschwerden seiner Bauern gelindert hat. Unseres Vaters hohe medizinische Begabung, Wissenschaft und Kunst aber als maßgeblich durch die Abstammung von diesem *einen* Ururgroßvater beeinflußt anzusehen, das würde weit übers Ziel hinausschießen. Das Bezeichnende der Ahnentafel ist das Überwiegen, bis fast zur Ausschließlichkeit, der bäuerlichen Vorfahren, denn es ist ja klar, daß sich in Art und Lebensführung der Müllermeister und Dorfmetzger kaum oder gar nicht vom Bauern unterscheiden. Eine Reihe der Vorfahren haben Ehrenämter als Gemeindevorsteher, Kirchenältester und ähnliche bekleidet, sich also eines gewissen höheren Ansehens in ihrem Lebenskreise erfreut. Die meisten

Familien aus der obersten Reihe der Ahnentafel sitzen auch heute noch in ihrem Dorfe und haben ererbten Besitz durch 200 Jahre und länger treu bewahrt. Auf der Weidaser Mühle sitzt auch heute ein WILHEIM CURSCHMANN und neben ihm als Altsitzer sein 82 jähriger Vater, um dessen Knie ein Enkel spielt, der — will's Gott — treu von den Vätern ererbten Besitz weit ins 3. Jahrhundert hinein wahren wird. Außer diesem Zweige der Familie blühen und gedeihen noch andere Linien unseres Geschlechts in und um Alzey und haben in großer Zahl gesunde, tüchtige Männer und Frauen, zumeist von dem hohen Wuchse, wie er der Familie eigen ist, und einem dunkelen Typ, den man heute als dinarisch zu bezeichnen pflegt, hervorgebracht. Als ein besonders rühmliches Dokument der Treue — um auch von Geistigem zu sprechen — liegt aus dem Kreise der Verwandtschaft, von der Mutterseite unseres Vaters her, eine WILLHELMsche Familienbibel vor, in die, 1713 beginnend, sechs Monsheimer Besitzer Lebensdaten von neun Generationen eingetragen haben.

Von der Langlebigkeit der älteren CURSCHMANN, ein Zeichen des gesunden Blutes, das in ihnen floß, ist schon gesprochen. Verfolgt man von unserem Großvater in männlicher Linie aufwärts die Zahlen des Lebensalters, so findet man: 83, 85, 47 (vom Blitz erschlagen), 80, 80 Jahre. Ein CURSCHMANNscher Schwiegervater, JOHANN JAKOB REISS, hat das 90ste Lebensjahr fast erreicht. Im WILLHELMschen Mannesstamme zeigen sich ähnlich imponierende Zahlen: unser Urgroßvater WILLHELM hat lebensfreudig das 87. Jahr vollendet und oft genug gesagt: „Und wenn ich 100 Jahr alt werde, kann ich alleweil noch lang genug tot sein." Seine unmittelbaren männlichen Aszendenten sind 76, 79, 69 und 98 Jahr alt geworden. Die Frauen auf beiden Seiten der Ahnentafel sind in der Regel etwas früher gestorben, aber auch von ihnen haben viele das 60. Lebensjahr überschritten, die beiden ältesten das 78. und 84. erreicht.

So waren die Vorfahren der pfälzischen Lehrerfamilie, die unmittelbar vor der Geburt des ersten Sohnes in der hessischen Universitätsstadt eine neue Stätte fand. Den Zusammenhang mit der alten Heimat auf dem anderen Rheinufer aber hielt man natürlich treu fest. Alle Ferien wurden die Großeltern besucht. Die alte Klostermühle, in der die ehemaligen Insassen noch nächtens umgehen sollten, machte einen tiefen Eindruck auf die empfänglichen Gemüter der Stadtjungen. Hier führte der Großvater ein patriarchalisches Regiment über das Gesinde, das noch, nach guter alter Bauernweise, mit am Tische aß. „Hör uff, Jögthebald", ermahnte er einst seinen unermüdlich einhauenden Großknecht, „satt wirscht de doch nit", ein geflügeltes Wort, das bis heute in der Familie fortlebt. Als rechter Bauer hielt er aber alle Stadtleute für arme halbverhungerte Schlucker und ermahnte seine Enkel deshalb tapfer beim Einbringen von Obst und anderen Konsumptabilien zu helfen, damit sie tüchtig nach Gießen mitnehmen könnten. Das geschah denn auch und sogar die Schwierigkeiten des Transportes mit Zwetschgenmus gefüllter Steintöpfe im schaukelnden Postwagen wurden — meistens, sagt man — glücklich überwunden. Auch an die Dautenheimer Großmutter, die er zuletzt im Alter von 10 Jahren gesehen haben kann, ist unserem Vater die Erinnerung zeitlebens lebendig geblieben: „Augen wie die Großmutter in der Mühle", wenn er die feststellen konnte, so war das eine ganz besondere Anerkennung und seine Stimme klang weich.

Es war für einen Lehrer mit wenigen hundert Gulden Gehalt nicht leicht, drei Söhne, die alle das Gymnasium besucht und später studiert haben, ohne jedes Stipendium durchzubringen. Neben seinen Unterrichtsstunden in der Schule mußte unser Großvater daher in ausgedehntem Maße Privatstunden geben. Er hat damals besonders die Kinder aus den Professorenfamilien in den Elementarfächern unterrichtet, und die Beziehungen zu diesen Kindern aus den Häusern LIEBIG und BUFF haben noch später durch viele Jahrzehnte fortbestanden. Der älteste Sohn kam auf diese Weise auch gelegentlich in die Professorenhäuser und hat hier, wie unser Vater oft erzählt hat, zum ersten Male etwas von deutscher bildender Kunst gesehen. Bei BUFFS, wenn ich nicht irre, hing, ein Unikum im damaligen Gießen, ein Ölbild an der Wand, das auf den Knaben, bei dem sich früh ein über das Mittelmaß hinausgehendes Zeichentalent zeigte, einen tiefen Eindruck gemacht hat. Aus dem sechsten Lebensjahre besitzen wir die erste Bleistiftzeichnung vom Kopfe des Vaters, ungelenk natürlich noch, aber doch schon von unverkennbarer Ähnlichkeit.

Von seiner Schulzeit auf dem Gießener Gymnasium, das unser Vater von 1855—1863 besucht hat, hat er nie mit Freude gesprochen. Die Verhältnisse dieser Anstalt, an der unter einem schwachen Direktor recht böse Zustände herrschten, sind ja auch späteren Jahrzehnten noch durch die groteske Schilderung, die ERNST ECKSTEINS „Besuch im Karzer" von ihnen gibt, bekannt geblieben. ECKSTEIN war durch eine Reihe von Schuljahren der nächste Freund unseres Vaters. Sie sind manchmal gemeinsam „hinter die Schule gegangen" und haben lieber, statt auf den Geschichtslehrer zu hören, der, hilflos, den Unterricht ausfallen lassen mußte, wenn man ihm sein Buch stibitzt hatte, am Lumpmannsbrunnen Schillerfalter gejagt und später den Faust gelesen. Unser Vater hat oft erzählt, wie er seine ersten literarischen Anregungen ECKSTEIN verdanke, wie der aber eigentlich damals schon alles das gewußt habe, was ihn später zu einem so ganz außerordentlich beliebten Verfasser historischer Romane gemacht hat. Nach seinen Zeugnissen hat unser Vater in der Schulzeit einen mittleren Platz in der Klasse gehabt, in den Zensuren der einzelnen Fächer überwiegt aber doch das „gut". Wenige Monate schon nach seinem 17. Geburtstag bestand er als einer der Besten das Abiturientenexamen (September 1863). Seine schriftlichen Arbeiten nahmen die dritte Stelle ein.

So stand unser Vater vor der Frage der Berufswahl. Der Knabentraum, ein Maler werden zu wollen, war bereits verflogen. Ein Studium schien für den geistig angeregten Lehrersohn das Gegebene, aber ein Brotstudium mußte es sein. So ließ sich der junge Student, dessen Interessen sich im Laufe der Schulzeit unverkennbar nach der naturwissenschaftlichen Seite entwickelt hatten, zu Anfang des W.-S. 1863/64 bei der medizinischen Fakultät seiner Heimatuniversität einschreiben. Sein Herz aber gehörte vorerst noch ganz der Zoologie, und er hatte das Glück, daß damals dies Fach durch einen besonders bedeutenden und anregenden, in voller Schaffenskraft stehenden akademischen Lehrer an der Gießener Universität vertreten war, RUDOLF LEUCKART. In seinem Institut ist die erste wissenschaftliche Arbeit, die unser Vater, erst 20 Jahre alt, veröffentlicht hat, entstanden: Zur Histologie des Muskelmagens der Vögel (Zeitschr. f. wiss. Zool. Bd. XVI, 1866). Es handelt sich um eine sorgsame mikroskopische und chemische Untersuchung der hornartigen Schicht, die den Muskelmagen der Vögel auskleidet; sie wird als aus Chitin oder einem dem Chitin ganz nahe stehenden Stoffe bestehend erklärt. Auch heute ist diese Erstlingsarbeit noch nicht vergessen: zwei ihr beigegebene, von der Hand des Verfassers selbst gezeichnete Abbildungen, sind 1911 in BREDERMANNS Buch: Die Aufnahme, Verarbeitung und Assimilation der Nahrung, übernommen worden. Es ist die erste und letzte rein zoologische Arbeit unseres Vaters gewesen, sein Interesse für die Zoologie ist aber immer lebhaft geblieben, was niemand besser weiß, als der Schreiber dieser Zeilen, den der Vater in der Jugend fast planvoll zum Zoologen erzogen hat und dem auch heute noch unvergessen ist, was er von ihm auf dem Gebiete der Tierkunde gelernt hat. Schmetterlinge hat er mit seinen Jungen schon früh gejagt und uns später zur Anlage von allerlei weiteren zoologischen Sammlungen angeregt. Wenn er auf Reisen in fremde Städte kam, besuchte er mit Vorliebe die zoologischen Gärten, wo besonders die großen Raubtiere, d. h. die jungen, frisch gefangenen, sein Künstlerauge erfreuten. Als HAGENBECK die ersten Exemplare des Equus Przewalski lebend nach Europa gebracht hatte, fuhr er, um sie zu sehen, eigens nach Berlin, und es war uns fast ein wenig feierlich zumute, als wir vor der kleinen Herde struppiger, dickköpfiger Pferdchen standen, durch deren Fang der kühne Tierhändler ein altes zoologisches Problem gelöst hatte.

Seiner politischen Gesinnung nach ist unser Vater später bismarcktreu bis in die Knochen gewesen. Ende des Jahres 1891, als Untreue den großen Führer unseres Volkes rings umgab, schrieb er ihm: ,,Das Beste, was in diesem Jahre meine beiden heranwachsenden Söhne unter dem Weihnachtsbaum finden werden, wird für jeden ein Bild Euerer Durchlaucht sein, eine dauernde Erinnerung, daß sie noch das Glück hatten in der Zeit Euerer Durchlaucht zu leben, die beste Mahnung und Ermuthigung, wenn einst das Vaterland von ihnen Opfer fordern sollte." Die Bitte, die sich daran schloß, der Fürst möge seine Unterschrift unter die Bilder setzen, ist erfüllt worden und wir Söhne danken noch heute täglich unserem Vater für diesen Brief, wenn wir BISMARCKS Bild und Namenszug vor uns sehen. In seiner Jugendzeit wußte ein Gießener Student vom preußischen Ministerpräsidenten durchschnittlich nur, daß man die Hunde gelegentlich mit diesem Namen rief. Als dann das Jahr 1866 herankam, erschöpfte sich die Weisheit der Gießener akademischen Bürger in dem Schlagwort, ,,einen Bruderkrieg könne es nicht geben". Nun, es konnte doch! Schreckensbleich kam eines Tages ein Assistent ins Kolleg des Klinikers SEITZ gestürzt: ,,Herr Professor, Herr Professor, die Preuße komme, sie sind schon auf der Lahnbrück." ,,Die könne mer doch nit halte," sprach SEITZ und fuhr in der klinischen Demonstration fort, während die

Division BEYER mit klingendem Spiel durch die Stadt marschierte. Bald kamen andere preußische Truppen, und auch die CURSCHMANNsche Lehrerfamilie bekam einen Musketier ins Quartier. Die Mutter hatte gleich gemerkt, daß es mit dem Soldaten etwas Besonderes wäre und deshalb gesorgt, daß das Stinche ihm ihre Kammer einräumte. Am nächsten Tage — es muß also ein Rasttag für die Truppe gewesen sein — hörte man unerwartet Klavierspiel aus der guten Stube. Großes Staunen! Der Soldat saß am Instrument und spielte. So erfuhren zwei hessische Studenten, was ein Einjährig-Freiwilliger wäre. Unser Vater hat die gänzlich apolitische, jeder Staatlichkeit abgewandte Atmosphäre, in der er aufgewachsen ist, oft genug geschildert — und beklagt.

Im Gießen der 60er Jahre herrschte noch der alte Burschenton. Der Student fühlte sich als Herr der kleinen Stadt. Mancherlei von lustigen Studentenstreichen seiner Zeit hat unser Vater gelegentlich erzählt, kaum etwas von seiner Beteiligung an dergleichen. Nachdem der Muluswunsch, bei den grünen Teutonen einzuspringen — deficiente pecunia — seine Erledigung gefunden hatte, zog die Wissenschaft ihn schnell in ihren Bann. Näheren Verkehr hatte er nur mit einem kleinen Kreise von Freunden, die sich in einer lockeren Vereinigung, die den rätselhaften Namen Bambok trug, zusammengefunden hatten. Der jüngere Bruder FRITZ, der Altphilologe, gehörte ihr ebenfalls an, dann mehrere Mediziner: FRIEDBERG aus Frankfurt, HAUSER, der spätere Obermedizinalrat in Darmstadt, ROLLY, nach seinem Studium praktischer Arzt in Osthofen, dessen Sohn dann später in Leipzig Assistent unseres Vaters wurde, und schließlich zwei junge Juristen aus Mainz, FERDINAND PHILIPP MAYER und FRITZ GÖRZ, der jüngere Bruder des späteren Schwagers unseres Vaters. Dem geselligen Leben der Universitätsstadt hielt sich unser Vater möglichst fern. Zu den Klubbällen, den großen Ereignissen der Wintersaison, ging er nur auf dringenden Wunsch der Mutter, kam aber, so erzählt man, nicht weit über die Saaltür hinaus und verschwand möglichst bald wieder. Er war Student, um zu studieren.

Enge Verhältnisse herrschten sicher an der Gießener Universität der 60er Jahre, aber es hat sich auch an unserem Vater erfüllt, was jeder weiß, der im akademischen Leben steht, daß ein von innerem Eifer für sein Fach erfüllter Student überall genug lernen kann. Von zweien seiner akademischen Lehrer hat unser Vater immer mit besonderer Verehrung und Dankbarkeit gesprochen, vom Physiologen und Anatomen ECKHARDT und von SEITZ, dem Kliniker. Der erstere hatte wohl zunächst auf die wissenschaftliche Richtung des jungen Mediziners den größeren Einfluß und hat ihm auch die Anregung zu seiner experimentalphysiologischen Dissertation „Beiträge zur Physiologie der Kleinhirnschenkel" gegeben. Ein Thema also aus dem theoretischen Teile der Medizin, es ist bezeichnend für die Richtung unseres Vaters als älterer Student. Im Innersten seines Herzens dachte er damals schon, wie er später erzählt hat, an die akademische Laufbahn, und eine Lehr- und Forschertätigkeit in einem theoretischen Fache, als vergleichender Anatom etwa, war es, was ihm als Ideal vorschwebte. Den Reiz der Anwendung der Theorie auf die Praxis hat SEITZ wohl unserem Vater erschlossen. Er war keiner der führenden Kliniker seiner Zeit, aber offenbar ein Mann von vielseitigen Interessen. Er hat ein Handbuch der Augenheilkunde verfaßt und NIEMEYERS berühmtes Lehrbuch der speziellen Pathologie und Therapie, nach des Verfassers Tode, bearbeitet und in drei Auflagen herausgegeben. Sein Buch über „Die Auskultation und Perkussion der Respirationsorgane (1860)", handelt von einer ärztlichen Fertigkeit und Kunst, die unser Vater, wie sich auch viele seiner Schüler noch erinnern werden, in besonders hohem Maße beherrscht hat. Oft hat unser Großvater rühmend erzählt, wie der HEINRICH als Student imstande gewesen sei, durch

Klopfen den Umfang des in der Schublade des Familientisches liegenden Brotlaibes festzustellen. SEITZ hat in seinen eifrigen und begabten Schüler offenbar bald großes Vertrauen gesetzt. In seinen letzten Semestern ließ er ihn schon selbständig einen Teil der poliklinischen Visiten in der Stadt machen und hat ihm auch, als die Frage entstand, was nun nach dem Studium geschehen solle, die Wege zu ebenen gesucht.

Hierher gehört eine Episode, die unser Vater oft mit Vergnügen erzählt hat: Die Fürstin von Migrelien hatte bei einer Kur in Bad Homburg die Vorzüge deutscher ärztlicher Kunst kennen gelernt und wollte sie nun auch im Kaukasus nicht mehr missen. Sie suchte daher einen Leibarzt. Der Brief des Homburger Arztes an unseren Vater, der sich auf die Empfehlung von SEITZ beruft, hat sich erhalten. Das Angebot war lockend genug, wenn man bedenkt, daß es sich an einen jungen Arzt richtete, der das 22. Lebensjahr noch nicht vollendet und eben erst das Staatsexamen bestanden hatte: 1000 Rubel Jahresgehalt bei freier Station und praxis libera. Unser Vater hat später, wenn er die Geschichte erzählte, immer behauptet, er habe sich der Forderung, die jungen Prinzen auf die Bärenjagd zu begleiten, nicht gewachsen gefühlt. In Wirklichkeit war natürlich entscheidend, daß die begonnene Dissertation bis zum angesetzten Reisetermin nicht fertig werden konnte und weiter die Erkenntnis, daß wichtiger noch als schneller äußerer Erfolg die Fortsetzung und Vertiefung der eigenen Ausbildung sei.

Aus solchen Erwägungen heraus verließ unser Vater nach erfolgter Promotion auch Gießen und wurde HOCHGESANDS Assistent am Mainzer Rochusspital (1. Okt. 1868). Der Chefarzt war ein erfahrener, begabter Praktiker, der, wenn man die damaligen Verhältnisse betrachtet, auf isoliertem Posten stehend, jedenfalls den Willen hatte, an den Fortschritten der medizinischen Wissenschaft teilzunehmen und deshalb seine Assistenten grundsätzlich nur aus Gießen und auf Empfehlung der dortigen Professoren nahm. So auch in diesem Falle; in der Eingabe HOCHGESANDs an die Verwaltungskommission wird an erster Stelle Dr. H. CURSCHMANN empfohlen, „welcher als Mann von hervorstechender Tüchtigkeit, höchst gewissenhaft und unterrichtet geschildert wird. Der Eindruck seiner Persönlichkeit auf mich ist ebenfalls zu seinen Gunsten". Nicht mit der gleichen freundlichen Gesinnung sah zunächst ein anderes wichtiges Element des Krankenhauses, die katholischen Pflegeschwestern, dem Kommen des evangelischen Lehrersohns aus Oberhessen entgegen. Aber sie waren bald entwaffnet, denn sie fanden bei dem neuen Arzte dieselbe hingebende Sorgfalt den Kranken gegenüber und die gleiche schonungslose Einsetzung der Person für den Beruf, die ihnen die strenge Ordensregel zur zweiten Natur gemacht hatte. Als unser Vater nach drei Jahren wieder von Mainz schied, soll es einen gerührten, nicht tränenlosen Abschied gegeben haben und noch 40 Jahre später hat eine alte Oberin, die s. Zt. Stationsschwester unseres Vaters gewesen war, in den wärmsten Worten von ihm erzählt.

Dem einzigen Assistenten eines Krankenhauses, wie es das Mainzer war, ging sicher ein sehr vielgestaltiges Material durch die Hände, und er brauchte sich über Mangel an Arbeit nicht zu beklagen. Unser Vater hat das ohne Zweifel als eine Gunst des Schicksals betrachtet und die Gelegenheit, die sich ihm hier bot, planvoll zu seiner Fortbildung ausgenutzt. Er hat sich nicht mit der Behandlung der Kranken genug getan, sondern darüber hinaus, in intensiver Abend- und Nachtarbeit über das am Tage Gesehene und Beobachtete sich Klarheit zu verschaffen gesucht. Als Zeugnisse dieser „enorm fleißigen Arbeit", so urteilt einer der späteren Nachfolger HOCHGESANDS, liegen noch heute ausführliche Krankengeschichten und Notizen vor, wie sie vorher und nachher kein Assistent am Rochusspital geführt hat. Und dabei war es wirklich keine Zeit der Ruhe, die er damals in Mainz durchlebte, eins der drei Jahre war ein Kriegsjahr, Mainz aber zur Zeit der Augustschlachten die erste größere Stadt hinter der Front außerhalb des Operationsgebietes. Oft hat unser Vater erzählt, wie er damals täglich auf dem Bahnhofe die Verwundeten in Empfang genommen habe und die schwere Blutarbeit des Sturmes auf die Spicherer Höhen dem Arzte lebendig vor Augen trat, als er die steilen Schußkanäle der Wunden sah. Als seine erste Kriegstat hat unser Vater oft lächelnd die Amputation eines Turkodaumen bezeichnet. Aber die kleine und große Chirurgie fiel für die Mainzer Ärzte mit dem Vordringen der deutschen Heere wohl bald fort. Vor eine viel größere Aufgabe sahen sie sich gestellt, als, durch nicht geimpfte französische Kriegsgefangene eingeschleppt, eine Pokkenepidemie in Mainz ausbrach. „Wenn man die Listen der Blatternkranken überblickt," so schreibt man mir, „bekommt man einen annähernden Begriff von der Summe der Arbeit, die der einzige Assistent CURSCHMANN zu leisten hatte: neben dem Dienst auf den übrigen Abteilungen und der Poliklinik harrte noch seiner eine Nachmittagsvisite auf der Blatternabteilung mit ihren 140—170 Kranken. Er beschränkte sich nicht auf den einfachen Stationsdienst, sondern, wie wir alle wissen, verarbeitete er das große Material zu seiner grundlegenden Monographie über die Pocken." Die Arbeit, von der die Rede ist, erschien später, in der Berliner Zeit, in ZIEMSSENS Handbuch (Bd. II, 1874) und muß, wie sich feststellen läßt, im letzten Viertel des Jahres 1873, vielleicht auch noch Anfang 1874, in wenigen Monaten jedenfalls, niedergeschrieben worden sein, ein unzweifelhafter Beweis, wie weit das Mainzer Material — 682 Fälle ergibt die Statistik — schon vorher durchgearbeitet war.

So waren die Mainzer Jahre eine Zeit angespannter, fruchtbarer Arbeit. Davon zu sprechen, lag aber unserem Vater wenig, lieber erzählte er von den dem jungen Gießener

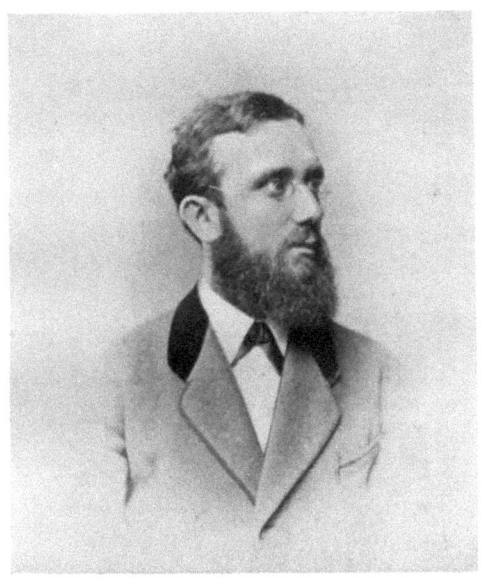

Mit 26 Jahren.

neuen Freuden des Opernbesuchs, die er in Mainz kennen lernte. HOCHGESAND war auch hier der Führer seines Assistenten und pflegte ihm, während sie bei der Morgenvisite von einer Station zur anderen gingen, die Melodien vorzupfeifen, die er abends hören sollte. Zwei Freunde aus dem Gießener Bambok fand unser Vater in Mainz wieder, beide damals junge Juristen, später angesehene Rechtsanwälte ihrer Heimatstadt, FERDINAND PHILIPP MEYER, den einzigen Nichtverwandten, den ich ihn habe duzen hören, und FRITZ GÖRZ, den Sohn des damaligen Rechtsanwaltes GÖRZ, in dessen Hause unser Vater ein gern gesehener Gast war. Die Beziehungen zu dieser Familie sollten noch von großer Bedeutung für seine Zukunft werden.

Das innere Ergebnis der Mainzer Assistentenjahre war für unseren Vater eine Steigerung des berechtigten Selbstgefühls. Er begann die akademische Laufbahn ernstlich ins Auge zu fassen. Deshalb kehrte er auch nicht nach Gießen zurück, wie die Eltern wünschten, noch ließ er sich nach Hofheim locken, wo dem 24 jährigen die erste Assistentenstelle am dortigen Landeshospital „mit Kreisarztrang, 1000 Gulden Jahresgehalt und Familienwohnung" angeboten worden war. Straßburg, im eben befreiten Elsaß, war die Universität, an der er hoffte, sich niederlassen zu können. Vorher aber wollte er noch in Berlin, wo FRERICHS und TRAUBE als Internisten lehrten und VIRCHOW auf der Höhe seines Ruhmes stand, das Neueste der medizinischen Wissenschaft und Kunst kennen lernen und seinen Blick erweitern. Onkel WILHELM, der wohlhabende Mehlhändler in Alzey, lieh hundert Taler, und so zog wieder ein junger Westdeutscher in die neue Reichshauptstadt (Nov. 1871), die damals mächtig die unternehmungslustige Jugend Deutschlands anzog.

Die Freundschaft zur Familie GÖRZ verschaffte unserem Vater die ersten persönlichen Beziehungen in der fremden großen Stadt. Der älteste Sohn des Hauses, JOSEPH, hatte sich vor kurzem erst mit einer Berlinerin, der zweiten Tochter des Geheimen Sanitätsrats Dr. LOHDE, verheiratet und so konnte man dem jungen CURSCHMANN leicht eine Empfehlung an einen älteren, angesehenen Fachgenossen mitgeben. Von den ersten Eindrücken in Berlin erzählt ein Brief an FRITZ GÖRZ, kaum 14 Tage nach der Ankunft geschrieben (dat. 24. Nov. 1871). Man hat den Eindruck, daß der Schreiber, den der Mainzer Freund als einen weltfremden Kleinstädter geschildert hatte, der bisher nur seiner Wissenschaft gelebt habe, sich erstaunlich schnell in einen neuen Kreis hineingefunden hat. Fräulein LOHDE, d. h. unsere Mutter, ist der erste Name, der in dem Briefe erscheint. In der Familie LOHDE, schreibt unser Vater, sei er „mit einer Freundlichkeit" aufgenommen worden, „die meine kühnsten Erwartungen bei weitem übertraf". Schon zweimal ist er bei LOHDES gewesen. „Herr LOHDE hat auch meinen medizinischen Intentionen bereits in liebenswürdigster Weise Rechnung getragen, indem er mich neulich in eine medizinische Gesellschaft einführte und vorgestern mir zwei Anstalten zeigte, deren ärztliche Leitung ihm obliegt. Für morgen haben wir wieder eine derartige Exkursion vor." Nicht so freundlich ist das Urteil über das akademische Berlin: „Die Professoren und Dozenten sind größtenteils sehr zugeknöpft, ob nur bei den ersten Begegnungen oder habituell, wird die Zukunft lehren." Der Homo novus hat das Gefühl, hier einem Lebenskreise gegenüber zu stehen, in dem man ihn nicht vorurteilslos ansieht. Trotzdem schließt er optimistisch: „Konzerte, namentlich die BILSEschen, Theater und die Oper, in der ich neulich Tannhäuser mit NIEMANN und BETZ sah, machen meinem Geldbeutel ziemlich zu schaffen. Ein riesiger Philister, der dies nicht alles mitmachte! Ich will mich jetzt fürs Wallnertheater rüsten — — —." Wer zwischen den Zeilen liest, wird empfinden, daß der Schreiber wohl öfter nicht allein ins Theater und Konzert ging, er hatte eine eingesessene

Familie gefunden, von der er sich gern in die harmlosen Kunstfreuden des alten Berlin einführen ließ. Nicht viel mehr als acht Wochen nach seiner Ankunft war er mit MARGARETHE LOHDE verlobt, am 23. Oktober 1872 wurde die Hochzeit gefeiert.

Das junge Paar zog ins Haus der Eltern, Große Präsidenten-Straße 3, in den dritten Stock. Der Schwiegervater begann um diese Zeit schon zu kränkeln und ließ sich daher gern von seinem Schwiegersohn in der Praxis unterstützen oder vertreten. Das war für den Anfang in gewissem Sinne eine Erleichterung, andererseits aber zeigte sich auch, daß, solange der alte Geheimrat im ersten Stock die Praxis noch nicht ganz niedergelegt hatte, viele Patienten nicht noch zwei Treppen höher zu dem jungen Doktor steigen wollten. Der „Talermann", der sofort bar in der Sprechstunde zahlte, war daher in dem jungen Haushalte eine besonders geschätzte und oft sehnsüchtig erwartete Persönlichkeit. So fehlte es unserem Vater in der ersten Zeit sicher nicht an freier Zeit zur eigenen Arbeit und fachlichen Weiterbildung. Bei LUDWIG TRAUBE hatte er, vom Schwiegervater empfohlen, einen freundlichen Empfang gefunden, und ist in seiner Poliklinik in dieser Zeit aus und ein gegangen, hat dabei sicher viel des Interessanten und Lehrreichen gesehen und mannigfaltige Anregungen erfahren. In ein festes Verhältnis ist er aber auch zu diesem Institute nicht getreten. Für seine wissenschaftlichen Arbeiten war er also auf seine privaten Hilfsmittel und als Arbeitsstätte auf die eigene Häuslichkeit angewiesen. Damals, im Jahre 1873, entstand die experimentelle Arbeit „Über das Verhältnis der Halbzirkelkanäle des Ohrlabyrinths zum Körpergleichgewicht" (Arch. f. Psychiatrie u. Nervenkrankh. Bd. 5. 1875, eine vorläufige Mitteilung schon: Dtsch. Klinik Bd. 26. 1874). Die Tiere, an denen die Versuche gemacht wurden, waren Tauben. Unsere Mutter hat über diese Arbeiten in Erinnerungen, die sie für ihre Enkel niedergeschrieben hat, einiges erzählt: „Ich mußte die Tauben für die Versuche auf dem Markt kaufen und auch bei den Experimenten helfen. Dies wurde mir natürlich anfangs sehr schwer, namentlich das Zusammenknüpfen der Fäden an den Operationswunden war eine unendlich peinliche Aufgabe. Die Tiere wurden in einer Kiste aufbewahrt und vom Großvater selbst, indem er ihnen mit Hilfe einer Pinzette die Erbsen einflößte, gefüttert. Sie wurden sehr genau beobachtet, ich saß dabei am Schreibtisch und schrieb nach seinem Diktat die Beobachtungen auf. Aber es war keine Kleinigkeit, die Tiere zu halten, denn sobald sie sich nach den Operationen wieder etwas erholt und flügge geworden waren, setzten sie sich immer auf den Klingeldraht, von dem sie mit geöffnetem Regenschirm heruntergejagt werden mußten — —." Auch der Duft, den die Tiere in der kleinen Wohnung verbreiteten, erwies sich auf die Dauer als recht unerfreulich. Trotzdem, das Werk gelang, und es war ein großer Tag, als seine Ergebnisse in der Medizinischen Gesellschaft vorgetragen wurden. Die Arbeit war zur Zeit ihres Erscheinens, nachdem man bis dahin auf eine rein klinische spärliche Kasuistik beschränkt gewesen war, eine viel Neues bringende Leistung und hat daher, wie mir wohl bekannt ist, auch das Interesse des großen Physiologen CARL LUDWIG, später unseres Vaters älteren Kollegen in Leipzig, erregt.

Der Anfang des Jahres 1874 brachte eine Enttäuschung: Das neue städtische Krankenhaus im Friedrichshain sollte eröffnet werden und unser Vater — damals noch nicht 28 Jahre alt — hatte sich um den Posten des dirigierenden Arztes der inneren Abteilung beworben. TRAUBE hatte ihn auf das wärmste empfohlen: „Ich habe wiederholt Gelegenheit gehabt," so schrieb er über unseren Vater an den städtischen Dezernenten, „ihn am Krankenbette zu sehen und habe mich davon überzeugt, daß er ein ebenso gewissenhafter und humaner, als gebildeter Arzt ist. — — — Wer seinen großen Eifer kennt, wird noch ganz besonders die Kranken beglückwünschen müssen, die seiner Obhut anvertraut werden." Auf solche Empfehlungen hin und nach Lage der sonstigen Umstände glaubte unser Vater des Erfolges schon sicher zu sein und hatte bereits eingehende Besprechungen mit dem städtischen Referenten über Fragen der inneren Einrichtung gehabt, als schließlich doch ein anderer Bewerber, der von VIRCHOW geförderte, ältere und auch bereits habilitierte RIESS, ein FRERICHSscher Assistent, obsiegte. Diese ehrenvolle Niederlage, wie wir heute urteilen werden, war wohl mit der Anlaß, nun die Habilitation energisch zu betreiben. Obwohl er der Fakultät neben dem Buche über die Pocken noch eine Reihe verschiedenartiger anderer Arbeiten vorlegen konnte, stellten sich dem offenbar sehr begabten Außenseiter doch allerlei Schwierigkeiten in den Weg. Ich kenne sie nicht nur von unsicherem Hörensagen her, doch läge es nicht im Sinne unseres Vaters, hier längst verjährten Zwist wiederaufleben zu lassen. Genug, unter dem Dekanat von AUGUST HIRSCH, dem verdienten Historiker der Medizin, erfolgte die Habilitation am 20. März 1875.

Der neue Privatdozent hat von der ihm erteilten Lehrerlaubnis lebhaften Gebrauch gemacht. In neun Semestern weist das Vorlesungsverzeichnis ebenso viele, meist ein- oder zweistündige Vorlesungen und Übungen auf: Am häufigsten erscheinen Mikroskopische Übungen. Des gleichen propädeutischen Charakters war wohl auch der viermal wiederholte Diagnostische Kurs der Infektionskrankheiten. Die Mehrzahl der Vorlesungen behandelt Einzelgruppen innerer Krankheiten: über akute Infektionskrankheiten, über Entozoenkrankheiten und ihre Behandlung, über Krankheiten des Rippenfells. Je einmal sind angezeigt: über Physiologie und Pathologie des Gehirns und über die funktionellen Störungen der männlichen Geschlechtsorgane, eine Frucht natürlich der kurz vorher in ZIEMSSENS Handbuch (Bd. 9 1875) erschienenen Monographie über den gleichen Stoff, die einzige größere Arbeit unseres Vaters übrigens, über die ich ihn, der sonst in dieser Hinsicht mitteilsam war, niemals habe sprechen hören. Eine Vorlesung schließlich handelt von den Krankenhäusern und der Geschichte der Krankenhausbehandlung und -pflege. Bei fast allen Vorlesungen ist, wie das ihrem Charakter ja entspricht, ausdrücklich angegeben: mit Demonstrationen und Übungen. Der Dozent, der an keine Klinik Anschluß hatte, war auch hier wieder ganz auf die eigenen Mittel angewiesen. Wenn er ins Kolleg ging, folgte CARL, der alte LOHDEsche Kutscher, mit dem Mikroskop und gelegentlich auch mit einem Korbe voll Spirituspräparaten, ,,det injemachte Fleesch", wie er sich gut berlinisch, aber nicht ganz fachmännisch ausdrückte.

Von jüngeren medizinischen Dozenten, die ihm in dieser Zeit näher getreten sind, fand unser Vater schon an der Universität vor: FRIEDRICH TRENDELENBURG, der glücklicher als er 1874 die chirurgische Chefarztstelle am Krankenhause Friedrichshain erhalten hatte, und den Dermatologen OSKAR SIMON, bald nach ihm habilitierte sich als Gynäkologe AUGUST MARTIN. Von ihnen hat SIMON unserem Vater am nächsten gestanden. So kurz die Strecke des Lebensweges, die sie gemeinsam gegangen sind (SIMON wurde 1878 schon Professor in Breslau und ist bereits 1882 gestorben), so nahe diese Freundschaft, die, als SIMON 1875 heiratete, bald auch die beiden Frauen verband. Unser Vater wurde immer warm, wenn er von diesem früh Verstorbenen sprach, in dem sich wissenschaftlicher Geist, eine hochkultivierte Menschlichkeit und ein immer heiteres Temperament zu einem schönen Dreiklang vereinigten. SIMON, der erfahrene Berliner, war auch der Leiter der Sonntagsausflüge der beiden Familien. Im Torwagen, d. h. einem der großen Kremser, die ihren Namen deshalb trugen, weil sie vor einem der Tore hielten und sich schwerfällig, schaukelnd erst in Bewegung setzten, wenn sie mit Gästen gefüllt waren, fuhr man hinaus nach den Pichelsbergen oder Tegel und verbrachte dort im Walde, am Havelufer oder auf dem Wasser die Stunden der Erholungszeit. Auch hier paßte sich unser Vater leicht den Sitten des alten Berlins an, mit dem zufrieden zu sein er ja allerdings Grund genug hatte. Noch nicht vier Jahre lebte er auf seinem Boden, als ihn die Stadtverwaltung zum leitenden Arzt des Barackenlazarett Moabit wählte (1875).

Dieses Krankenhaus, 1871/72, als die Pocken auch Berlin bedrohten, zunächst als Aushilfslazarett für epidemische Krankheiten erbaut, war nach dem Pavillonsystem angelegt, das unser Vater hier kennen lernte und dessen eifriger Anhänger er, wie bekannt, zeitlebens geblieben ist. Das Lazarett lag, für damalige Begriffe, weit draußen vor der Stadt, auf ödem, sandigem Gelände, wo zwischen den Baracken Scharen wilder oder verwilderter Kaninchen hausten. Ich entsinne mich dieses Bildes noch sehr lebhaft als einer meiner ersten Kindheitseindrücke, denn mit unserem CARL pflegte ich, als 3- und 4jähriger Junge schon, den Vater abzuholen, um mit ihm auf die Praxis zu fahren, „kranke Leute gesund machen", wie wir sagten. Dabei ereigneten sich oft die wunderbarsten Dinge, wenn plötzlich Schokoladenmaikäfer oder grüne Zuckerlaubfrösche uns gegenüber im Wagen saßen.

In seinem ersten Moabiter Jahre hat unser Vater zwei schwere Krankheiten durchgemacht. Gegen Ende des Jahres 1875 warf ihn eine Rippenfellentzündung nieder. Durch längere Wochen hat er gelegen und ist sich als guter Diagnostiker des Ernstes dieser Attacke wohl bewußt gewesen. Trotzdem stürzte er sich, kaum äußerlich wiederhergestellt, sofort wieder in die Berufsarbeit, denn es galt schon für drei Kinder zu sorgen und auch die Praxis des Schwiegervaters, der kurz vorher seinen ersten Schlaganfall gehabt hatte, mit wahrzunehmen. Es dauerte nicht lange, den geschwächten Körper ergriff eine neue Krankheit, Diphtheritis. Nun mußte unser

Vater sich aber doch eine ernste Erholung gönnen, und so kamen die Eltern zu ihrer ersten längeren gemeinsamen Reise, die sie nach Saßnitz, dem damals noch weltabgelegenen Fischerdorf, führte. In einer bescheidenen Giebelstube fanden sie Unterkunft, waren aber den ganzen Tag im Freien. Am Strande wurden Donnerkeile für die Kinder daheim gesucht und aus Borke Schiffchen für sie zum Mitbringen geschnitzt. Unsere Mutter hat später in ihren Erinnerungen erzählt, wie ihr, dem Großstadtkinde, damals durch den Gatten erst das Verständnis für das Leben draußen in der Natur, in Feld und Wald geöffnet worden sei. Auch das Experiment der Unterwassersektion des großen grünen Heuhupfers im Seifennapf, das später auch wir Kinder auf Reisen staunend gesehen haben, ist damals schon ausgeführt worden. Auf eine zweite Rügenreise, die 1879 mit SIMONS zusammen unternommen wurde, bin ich als 5 jähriger Junge schon mitgenommen worden. In vollen Zügen haben die beiden befreundeten Ehepaare damals diese Feriensommerzeit genossen, Onkel SIMON war immer bereit, mit mir „Witze zu machen", und eines Tages — ich entsinne mich noch genau der ängstlichen Situation — saß ich, im hellen Übermut von den starken Armen des Vaters erhoben, hoch oben in den Zweigen eines Apfelbaums. Der musikalische SIMON hatte es verstanden, auf dem Wasserwege ein Klavier aus Stralsund herbeischaffen zu lassen. Als es glücklich da war, stellte sich heraus, daß es sich die Treppe nicht hinaufbefördern ließ und so fanden die allabendlichen Konzerte auf der Diele des Fischerhauses statt, während die staunende Dorfjugend durch die offene Tür zuhörte.

Im letzten Jahre, wo unser Vater es leitete, ist das Moabiter Krankenhaus wirklich dem Zwecke dienstbar gemacht worden, zu dem es ursprünglich erbaut war, bei der großen Berliner Fleckfieberepidemie, die im Januar 1879 begann und sich bis in den Sommer hinzog. Die Erfahrungen dieser Monate hat unser Vater zweimal monographisch verarbeitet

(ZIEMSSENS Handbuch Bd. 2. 3. Aufl. 1886; NOTHNAGELS Spezielle Pathologie und Therapie Bd. 3, 1. 1902). Aber auch persönlich habe ich ihn öfter von dieser schweren Epidemie sprechen hören. Es muß eine Zeit ganz ungewöhnlicher körperlicher und seelischer Anstrengungen für die behandelnden Ärzte und das Pflegepersonal gewesen sein. Etwa 400 Fleckfieberkranke sind damals durch das Krankenhaus Moabit gegangen, über doppelt so viel Verdächtige sind aufgenommen und beobachtet worden. Angesichts der offensichtlich außerordentlichen Gefährlichkeit der Krankheit für die ganze Bevölkerung, ging man sehr rigoros vor. Allabendlich wurden die Asyle und Pennen durchforscht, und was irgendwie krank erschien, in großen offenen Kremsern nach Moabit geschafft, wo dieser aus den niedrigsten und verwahrlosesten Schichten stammende Krankenzufluß dann noch in der Nacht untersucht und versorgt werden mußte. Wie außerordentlich ansteckend die Krankheit war, lehrte die tägliche Erfahrung. Darüber, wie die Ansteckung vor sich ging, tappte man in den 70er Jahren noch vollständig im Dunkel, mußte es bei dem damaligen Stande der Wissenschaft. Nur das hatte man beobachtet, daß in frischer, wo möglich bewegter Luft eine Ansteckung so leicht nicht zustande kam. Deshalb wandte man auch in Moabit sehr radikale Maßregeln an und ließ die Kranken mitten im strengsten Winter bei geöffneten Türen und Fenstern liegen, ein Zustand, der für sie selbst, da zugleich stark geheizt wurde, leichter erträglich war, als für die um sie herum pflegend und behandelnd Tätigen.

Mit der Bekämpfung dieser Seuche endete unseres Vaters ärztliche Tätigkeit in Berlin. Eines Tages erschien ein älterer Herr in Moabit, offenbar ein ärztlicher Kollege, der bat, die Visite mitmachen zu dürfen, dann aber bei der Wanderung von einer Baracke zur anderen doch nur verhältnismäßig geringes Interesse für die Kranken zeigte und schließlich ganz unvermittelt herausplatzte: „Also, um auf besagten

Hammel zurückzukommen, ich bin der Medizinalrat KRAUS aus Hamburg und soll Sie fragen, ob sie geneigt wären, unser Krankenhaus zu übernehmen." Das war sicher ein ehrenvoller Ruf, den anzunehmen unserem Vater aber doch nicht ganz leicht geworden ist. Er war in Berlin schnell heimisch geworden, leitete auch hier ein Krankenhaus von 700 Betten, die Praxis war in ständigem Zunehmen und war zum guten Teil schon konsultativer Art. Schließlich, sollte er die lieb gewordene akademische Tätigkeit, auf die er große Hoffnungen setzte, so leicht aufgeben?

Immerhin, unser Vater fuhr nach Hamburg und fand dort im Krankenhaus in der Lohmühlenstraße wenig erfreuliche Verhältnisse, Unklarheit in der Abgrenzung der Kompetenzen, eine Art bellum omnium contra omnes. Ein älterer Oberarzt hat ihm damals, dem Sinne nach, etwa gesagt: „Verehrter Kollege, Sie sind noch jung, Sie können noch auf ein langes, erfolgreiches Leben hoffen. Wollen Sie sich hier, sehenden Auges, zugrunde richten?" Trotzdem hat sich unser Vater schließlich doch entschlossen, im Herbst 1879 nach Hamburg zu gehen und hat es nie bereut. Denn hier hat er — wie er oft aussprach — die glücklichsten Jahre seines Lebens verbracht.

Die Hamburger Zeit.

Von FELIX WOLFF-Hamburg.

Erst 33 Jahre alt war HEINRICH CURSCHMANN, als er im Jahre 1879 durch seine Berufung zum ärztlichen Direktor des Hamburger Krankenhauses vor schwere Aufgaben gestellt wurde.

Als Dozent der Berliner Universität — seit 1875 habilitiert — hatte er bereits durch wertvolle Arbeiten über die Halbzirkelkanäle, über Bronchial- und Lungenaffektionen, traumatischen Leberabszeß, psychische Hemianopsie und vor allem seine Pockenmonographie die Aufmerksamkeit auf sich gezogen; seit 1876 Direktor des Moabiter Barackenlazaretts für Infektionskrankheiten hatte er als Organisator und ärztlicher Berater bei Bauten sich Ruf erworben, und beide Seiten seiner bisherigen Tätigkeit führten dazu, daß unter den zahlreichen bei der Wahl zum ärztlichen Direktor in Hamburg in Frage kommenden Persönlichkeiten CURSCHMANN auserlesen wurde.

Aber seine bisherige Tätigkeit war doch immerhin eine beschränkte gewesen, da der junge Dozent der inneren Medizin trotz aller Förderung durch TRAUBE nur schwer gegen den damals in Berlin fast allmächtigen FRERICHS und den rasch das Vertrauen der Berliner Ärzte gewinnenden LEYDEN zur Geltung kommen konnte und das Moabiter Krankenhaus gegenüber dem Hamburger Krankenhaus mit seinen reichlich 12000 Kranken im Jahr als kleines zu bezeichnen war.

So gehörte ein gewisser Wagemut dazu, dem jungen Dozenten das Hamburger Amt anzuvertrauen, für diesen es anzunehmen.

Entscheidend bei der Wahl dürfte das Eintreten des Hamburger Senators (später Bürgermeisters) CARL PETERSEN gewesen sein. Ein kluger, großzügiger und weitblickender Mann, dessen große Verdienste um seine Vaterstadt sein Erzbild auf einem öffentlichen Platz der Hansestadt bekundet, was er als Vorsitzender sowohl des Medizinal-Kollegiums, wie des Krankenhaus-Kollegiums die maßgebende Persönlichkeit in hygienischen Fragen Hamburgs.

Ihm war es denn auch zu danken, daß im Frühling 1876 eine Neu-Organisation des Hamburger Krankenhauswesens zustande gekommen war, dessen wichtigster Punkt in der Anstellung eines ärztlichen Direktors bestand, der für den gesamten ärztlichen und sanitären Betrieb des Krankenhauses den Behörden verantwortlich sein sollte, eine um so wichtigere Stellung, weil damals das Krankenhaus in St. Georg das einzige größere in Hamburg war. — Bis dahin hatte die Leitung in der Hand eines wirtschaftlichen Direktors gelegen, dem einer der Oberärzte als „Hospitalarzt" ohne weitgehende Rechte beigegeben wurde. Auch bei der neuen Organisation blieben ärztlicher und wirtschaftlicher Direktor gleichgestellt und bestand die eigentlich maßgebende Behörde aus dem „Krankenhaus-Kollegium", das sich aus zwei „Patronen" (Senatsmitgliedern) und sechs Vorstehern (sog. „Provisoren"), die ehrenamtlich tätig waren, zusammensetzte. — Die alte Organisation stammte im wesentlichen aus dem Jahre 1823, aus dem gleichen Jahre auch das Krankenhaus selbst. Dereinst eine Musteranstalt, die schon wegen ihrer Ausrüstung mit Wasserklosetts, einer damals völlig neuen Einführung in Deutschland, Berühmtheit genoß, war das Krankenhaus trotz mancher Neu- und Anbauten bei CURSCHMANNS Antritt veraltet und schon lange für die Räume und Bettenzahl zu stark belegt. Bereits im Jahre 1876 hatte die Überfüllung der Anstalt zur Evakuierung chronisch Kranker und Siecher geführt und mit steigender Überfüllung mußte gerechnet werden, seit durch die nach der Reichsgründung eingeführte Freizügigkeit ungezählte Mengen solcher Leute der Großstadt zuströmten, die ihrer äußeren Lage nach in Krankheitsfällen auf das Hospital angewiesen sind.

Besserung dieser Mißstände zu schaffen, war eine der dringendsten Aufgaben für den zu wählenden Direktor des Krankenhauses, und die Enttäuschung der Hamburger war groß, als der mit vielen Hoffnungen erwartete zuerst gewählte ärztliche Direktor, San.-Rat Dr. SANDER aus Barmen, nach nur sechswöchiger Tätigkeit Anfang 1878 wegen Krankheit, der dann bald darauf der Tod folgte, aus dem Amte scheiden mußte. Das dann folgende Interregnum bis zum Eintreffen CURSCHMANNS in Hamburg — im Spätsommer 1879 — war nicht fördernd und wird dessen Arbeit nicht erleichtert haben.

Für die mannigfachen Schwierigkeiten, die den jungen Arzt in Hamburg erwarteten, war es erleichternd, daß man dem neuen Herrn mit seiner imposant großen Figur und dem mächtigen wohlgeformten Kopf, umrahmt von einem Vollbart und dicht gewellten vollen Haar über der prachtvollen Stirn, seine 33 Jahre nicht ansah. Ein großes Maß von Takt und Gewandtheit, aber auch festen Willen und Zielbewußtsein brauchte und besaß der neue Direktor. Als weitaus Jüngster trat er in den Kreis der Oberärzte, die in allen ärztlichen Fragen auf ihren Abteilungen unumschränkte Stellung behielten, aber in Verwaltungsfragen und wirtschaftlichen Dingen sich dem neuen Kollegen fügen sollten. Da war „der alte GLÄSER", ein an sich sanfter, gütiger Mann, der aber in seinem Drang nach Wahrheit es nicht unterlassen konnte, in sarkastischer geistvoller Weise jede neue Erscheinung auf dem Gebiete der Medizin zu bekritteln und zu bekämpfen. — Da war weiter der gegen CURSCHMANN um

10 Jahre ältere GOTTHARD BÜLAU, ein glänzender Diagnostiker, in weitesten Kreisen verehrter Konsiliarius, dessen tiefes Gemüt nur schwer unter seiner erstaunlichen Schweigsamkeit zu erkennen war, die nur zuweilen durch Bemerkungen voll feinem Witz und Humor unterbrochen wurde. — Da war endlich als Leiter der Haut- und Syphilis-Abteilung der überaus kluge, hoch erfahrene ENGEL-REIMERS, dessen humorvolle Grobheit, in breitem hamburgischen Dialekt hervorgebracht, ebenso bekannt wie gefürchtet war.

Ob es wohl unter solchen Männern an Kritik über den jungen Kollegen aus Berlin gefehlt haben wird?! — Aber, wenn auch CURSCHMANN einen Zusammenstoß mit dem zuletzt Genannten wohlweislich möglichst vermied, weil er gegen Grobheit sich nicht leicht zu wehren vermochte, so versäumte er doch nie die Pflichten des Direktors auch den älteren Kollegen gegenüber. Angenehm war es ihm freilich nicht, wenn er immer wieder auf allzu üppige Extrakost für die Kranken auf dieser oder jener Abteilung hinweisen mußte oder wenn er, von seinem ausgeprägten Geruchssinn geleitet, die weiten Räume des Hospitals durchschritt, um herauszubekommen, wo wohl das teure und leicht ersetzbare Moschus verordnet werde.

Doch ging es ohne ernste Reibungen mit den Kollegen ab, und wenn die Oberärzte sich jeden Tag um 2 Uhr im Seziersaal trafen, fehlte es nicht an lebhaftem wissenschaftlichen und kollegialen Gedankenaustausch.

Besonderer Art war CURSCHMANNs Verhältnis zu dem Leiter der chirurgischen Abteilung der Anstalt. Nur kurze Zeit arbeitete CURSCHMANN mit dem genialen ERICH MARTINI zusammen, dessen liebenswürdige menschliche Eigenschaften jeden Verkehr erleichterten. Als dieser gestorben und mit fürstlichen Ehren von den dankbaren Landsleuten bestattet war, nahm CURSCHMANN lebhaften Anteil an der Verwaltung der „Martini-Stiftung", die von Freunden zum Andenken

31

an den Gestorbenen zu dem Zwecke gegründet war, wissenschaftliche Arbeiten von jungen Ärzten der Anstalt durch Prämien auszuzeichnen. Zum Nachfolger MARTINIS aber wurde auf CURSCHMANNS Anregung der glänzende Operateur MAX SCHEDE berufen. Daß dies geschah, hat CURSCHMANN immer sich mit Recht zum besonderen Verdienst angerechnet. Mit SCHEDE, dem wenig älteren, war CURSCHMANN schon seit seiner Berliner Zeit eng befreundet und die in Hamburg vertiefte Freundschaft beider so bedeutenden Ärzte hat bis zum Hinscheiden SCHEDES (Ende 1902) sich bewährt. Das Zusammenarbeiten beider in Hamburg kann als ideales, die Wissenschaft und das Leben im Krankenhause wesentlich förderndes bezeichnet werden. Das Verhältnis wurde nicht gestört, auch wenn CURSCHMANN gerade gegenüber den Chirurgen als Direktor auf Sparsamkeit dringen mußte, und keine Spur von Eifersucht entstand in Anbetracht des reichen Krankenmaterials, wenn CURSCHMANN bei seinen Arbeiten über Ileus, bei den Anfängen der Lungenchirurgie, besonders als er für die von BÜLAU eingeführte Anwendung der Heber-Dränage bei Empyen eintrat, Fälle auf seine Abteilung nahm, die auch der Chirurge hätte beanspruchen können. Bezüglich der Diphtherie war die Einrichtung getroffen, daß die zu sofortiger Tracheotomie reifen Kinder der chirurgischen Abteilung überwiesen wurden, alle andern zur innern, wo auch die Operation, wenn die Indikation eintrat, ausgeführt wurde.

Schwieriger als die Zusammenarbeit mit den Kollegen war für CURSCHMANNS Natur der Zwang bei allen wichtigeren Anordnungen den gleichgestellten wirtschaftlichen Direktor zu hören, schwieriger noch, das Provisoren-Kollegium als vorgesetzte Behörde anerkennen zu müssen, dessen Mitglieder, zumeist von Beruf Kaufleute, ihm nicht sachverständig erschienen. Er sah bei dieser Situation nur ihm schmerzlichen Zeitverlust und unnötige Weitläufigkeit. Dabei war CURSCHMANN keineswegs Vorschlägen anderer unzugänglich, auch fehlte es ihm vollkommen an Eigensinn, der Eigenschaft weniger kluger Menschen. Aber wenn er nach reiflicher Überlegung, also ohne Impulsivität, etwas für recht und als nützlich gefunden hatte, so wußte er sich durchzusetzen und brauchte wohl das Wort: ,,Daran hänge ich mich", wobei man unwillkürlich an das Gewicht seiner Persönlichkeit auch äußerlich erinnert wurde. Er gehörte nicht zu den Leuten, die mit der Faust auf den Tisch schlagend erreichen wollen, was sie erstreben; vielmehr blieb er immer äußerlich ruhig, konziliant, war aber zäh und ließ nicht locker, scheute auch gelegentlich einen Umweg und vieles Verhandeln und Reden nicht, um zu seinem Ziel zu gelangen, was wohl selten oder nie ausblieb.

Die erste eingreifende Maßregel CURSCHMANNs war die Einrichtung einer Aufnahmeabteilung, die alle inneren Kranken passieren mußten. Sie bestand in je einem Aufnahmesaal für Kranke beider Geschlechter und je zwei weiteren zu mehrtägiger Beobachtung und Behandlung. Bei der ständigen Überfüllung des Hauses diente sie dazu, Leichtkranke baldigst wieder zur Entlassung zu bringen, weiter zur Verteilung der Kranken an die einzelnen Abteilungen je nach Freiwerden von Betten. Hierbei wurden die Wünsche der Abteilungen nach besonderen Fällen tunlichst berücksichtigt, wie denn BÜLAU lange Zeit die Fälle von Empyem zwecks Anlegung der Heber-Dränage bekam, CURSCHMANN gerne für sich die Bronchiolitis-Kranken behielt, später die mit meningitischen Symptomen usw. Die Stellung des Assistenten der Aufnahmeabteilung, der ohne besondere Honorierung den Titel ,,Direktorial-Assistent" führte, war sehr verantwortlich und anstrengend, besonders wenn Epidemien, wie gleichzeitig Typhus und Pocken (1886), herrschten, denn die tägliche Aufnahme stieg bis zu 60 Kranken und mehr an. Dafür stand dieser Assistent auch dem Chef besonders nahe, und CURSCHMANN wählte sich für die Stellung bereits bewährte und ihm persönlich sympathische junge Ärzte: sie mußten ihn auf allen

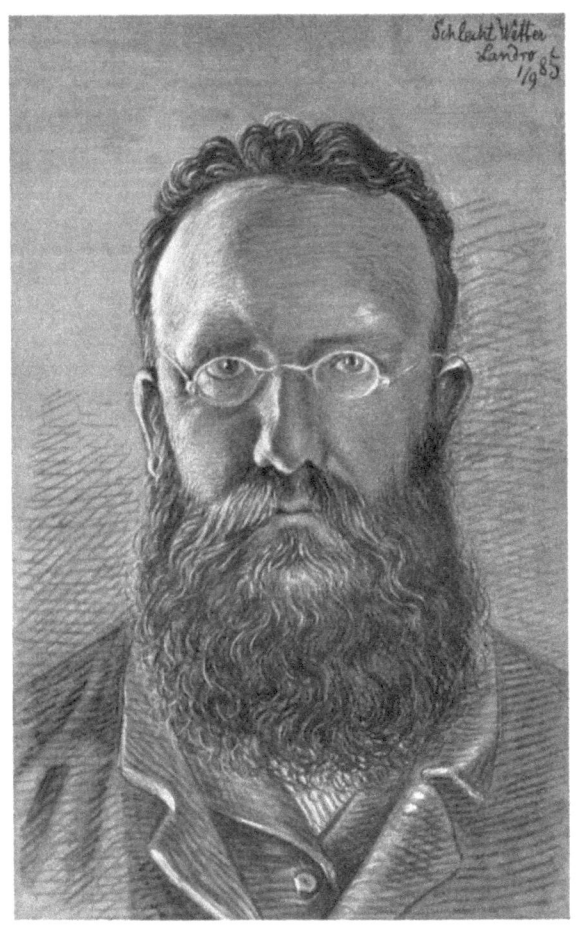

Selbstbildnis 1885.

seinen Wegen, auch zu wirtschaftlichen Besprechungen, begleiten und stets mit dem nötigen Instrumentarium (Hörrohr, Plessimeter, Buntstift usw.) zur Stelle sein. Ein junger körperlich etwas dürftiger, aber gewandter Arzt, HERTZ, den sich CURSCHMANN aus Berlin mitgebracht hatte, bekleidete als erster in Hamburg die neu kreierte Stellung. Da muß es ein merkwürdiger Eindruck gewesen sein, wenn der Chef — übrigens auch bei schlimmstem Wetter — barhäuptig und in den — damals schwarzen — dünnen Stationsrock gekleidet, in Riesenschritten Korridore und Höfe durchmaß, während der kleine Assistent ihn trippelnd begleitete. Dieses Bild hatte zur Stiftung einer großen Photographie nach einem GRÜTZNERschen Gemälde fürs ärztliche Kasino geführt, auf dem FALSTAFFS bekannte riesige Erscheinung von einem winzigen den Weinkrug schleppenden Pagen begleitet wird.

Noch ein anderes Schaustück des Kasinos erinnerte jahrelang an CURSCHMANNS vielseitige Tätigkeit und seine Art, sie zu üben. Auf Grund von Klagen über schlechten Rotwein, der den jungen Ärzten Sonntags gespendet wurde, erschien CURSCHMANN einmal — ein seltener Fall! — im Kasino, probierte den Wein und aß dazu einen Bissen trocknen Brotes. Zufällig zerbrach das Glas. Nun wurden dessen Trümmer mit dem roten Inhalt, sowie das abgebissene Stück Brot unter einer Glaskuppel (früher über einer Standuhr benutzt) als „heiliger Gral" verehrt und mehr als einmal ertönte unter diesem Heiligtum der Sang des Lohengrin mit heller Stimme.

Trotz solchen harmlosen Spottes genoß CURSCHMANN die Verehrung der Assistenten und nicht nur der seiner eigenen Abteilung in hohem Maße. Mit vollem Recht, weil er für diese voller Güte sorgte. Streng war er nur in allen Dingen der Pflichterfüllung und darum auch bezüglich des Urlaubs, da er meinte, in der üblichen zweijährigen Dienstzeit sei Urlaub überhaupt überflüssig. Aber weitgehend war seine Rücksichtnahme auf die jungen Herren bei Wahl eines neuen

Assistenten, wenn durch den Direktorial-Assistenten Wünsche geäußert wurden. So verzichtete er einmal auf Wahl eines jungen Verwandten, der dem Kasino nicht gefallen hatte, auch aus gleichem Grunde auf einen jungen Arzt, der später zu einer Leuchte der Wissenschaft wurde. Dagegen nahm er sofort auf Wunsch der Assistenten ohne Rücksicht auf andere Bewerber seinen späteren Nachfolger DENEKE auf, ebenso nahm er den jungen Ärzten zuliebe einen Assistenten an, der nach einer bunten Laufbahn als Theologe, Naturwissenschafter, Kriegsteilnehmer (70/71) und vor Beginn der ärztlichen Studien mehrere Jahre hindurch als Tenorist der Leipziger Oper, endlich in Hamburg gelandet war; zuweilen genierte es den Chef ein wenig, daß er nicht älter als dieser Assistent sei. — Die Zahl der Bewerber um Assistentenstellen war groß, und bei der Anstellung gab CURSCHMANN viel auf persönliche Eindrücke und persönliche Empfehlungen zuverlässiger Herren. So wurde einmal auf Empfehlung des verehrten Senators PETERSEN ein Assistent angestellt, weil dieser sich beim Abfassen eines lange gesuchten Schwerverbrechers als umsichtig und tapfer erwiesen hatte. Die Persönlichkeit der Bewerber wußte sich CURSCHMANN durch Notizen auf deren Visitenkarte in Erinnerung zu bringen, wie ,,blond und bescheiden'' oder ,,spielt mit dem Spazierstock'' und ähnliches.

Die erwählten Assistenten hatten es gut, wenn ihrer auch bei 150 und mehr Betten jeder Abteilung viel Arbeit wartete; ihre Besoldung war für damalige Verhältnisse gut und außer der Dienstzeit genossen sie volle Freiheit; so trat CURSCHMANN ganz für sie ein, als sie einmal sich beschwerten, daß die Zeit des Nachhausekommens vom Wächter notiert sei. Auf dem dem Wächter abgenommenen Zettel war der erste Ankömmling um 12 Uhr, der letzte morgens 7 Uhr notiert. Da letzterer der später so ausgezeichnete Pathologe SIMMONDS war, hatte CURSCHMANN wohl recht, daß man ein guter Arzt sein könne, auch wenn man abends sich einmal recht gründlich erholte.

Am besten hatten es die Assistenten der Curschmannschen Abteilung. Denn die Krankenvisiten mit ihm waren ein sich täglich erneuernder hoher Genuß. Das überreiche Krankenmaterial gab dem Chef Gelegenheit, seine erstaunliche Kunst einer raschen und doch sicheren Diagnose zu zeigen. Die Hauptsache schien bei ihm die Beobachtung und Besichtigung des kranken Menschen, oft war die Diagnose schon fertig, ehe das erkrankte Organ untersucht war; immer wieder verlangte er, daß scheinbar Nebensächliches beachtet und mit deutlicher hervortretenden Erscheinungen in Zusammenhang gebracht werde. Die Wichtigkeit eines solchen Verfahrens unterließ er nicht in drastischen Beispielen zu illustrieren. So, wenn er meinte, man könne zuweilen einen Diabetiker als solchen schon beim Eintritt ins Zimmer erkennen, nämlich durch Flecken des zuckerhaltigen Urins auf sauberen, wohl gewichsten schwarzen Stiefeln. — Erst wenn alles scheinbar Nebensächliche erklärt war, wenn Temperatur und Beschaffenheit des Urins referiert war und der Meister beim Fühlen des Pulses zuweilen fest umgrenzte Herzdiagnosen gestellt hatte, ging es zur eigentlichen Untersuchung. Hier unterstützten Curschmann sein künstlerisch geübtes Auge, sein feines Ohr und nicht zum wenigsten ein wundervoll ausgebildetes Tastgefühl der großen, weichen, stets warmen Hand, die bei Untersuchung eines Kinderleibes wohl diesen völlig deckte. — So viel er selber leistete, war er gegenüber den Lernenden von unglaublicher Milde: irrtümliche Diagnosen ließ er durch seine Untersuchung ohne weitere Auseinandersetzung richtigstellen, bei Fehlgriffen in der Behandlung aber, etwa bei jugendlicher Polypragmasie oder bei Verordnung homöopathischer Dosen, zeigte er wohl ein dem schon erfahreneren Assistenten verständliches Schmunzeln und meinte im nächsten Saal, nicht in Gegenwart des Kranken: „das nächste Mal wollen wir lieber" usw. Fatal war freilich, wenn der Chef auf die schwarze Bett-Tafel am Kopfende blickend, wo die Extradiäten zur II. Form standen, frug: „Kann denn der Kranke das alles essen?" — An glücklichen Tagen, d. h. wenn CURSCHMANN nicht hastig zu sein brauchte, sprudelte er förmlich von Ideen zur wissenschaftlichen Verwertung der gesehenen Fälle und er hat immer bedauert, aber auch verstanden, daß seine allzu überlasteten Assistenten nur selten zur Ausarbeitung solcher Gedanken kamen.

Es gäbe ein falsches Bild von dem Wesen CURSCHMANNS, wie es sich bei den Visiten und im Umgang mit den Assistenten zeigte, wenn man nicht berichten wollte, daß der Arzt CURSCHMANN auch bei der ärztlichen Visite keinen Augenblick den Künstler und liebenswürdigen Menschen beiseite lassen konnte. So blieb denn die Unterhaltung keineswegs bei medizinischen Gegenständen stehen. Wovon seine Gedanken erfüllt waren, das sprach der Chef seinen jungen Freunden aus, sei es, daß es Politik war oder Literatur und Kunst, und es war ihm sympathisch, wenn er hierbei ein Echo fand. Wie dabei sein Humor mitspielte, zeigt sich darin, daß der ihm nahestehende Assistent wissen mußte, wen der Chef, der natürlich die Kranken selten mit Namen kannte, meinte, wenn er vom „Böcklinschen Meergreis", vom „tapferen Schneiderlein", von der „polnischen Gräfin" usw. sprach.

Die Vielseitigkeit der ärztlichen Visiten fand dann noch Ergänzung beim nachmittäglichen Zusammensein im Seziersaal, wo die innern Assistenten selber die Sektionen ausführten und die Befunde mit dem Chef oder dem Prosektor FRÄNKEL besprachen.

Dieser letztgenannte gehört zu den Ärzten, die neben und unter CURSCHMANN während dessen Hamburger Tätigkeit ihren Aufstieg zu hoher wissenschaftlicher Stellung begannen. Schuf doch ihnen allen CURSCHMANN durch Durchführung seines genialen Werks, des Eppendorfer Krankenhauses, den rechten Boden für ihr Wirken. FRÄNKEL war kurz vor Eintreffen CURSCHMANNS in Hamburg in die Stellung eines Prosektors gerückt. Seine kritische und pessimistische Art sich zu geben, die sein im Grund weiches Gemüt kaum erkennen ließ, stand in schroffem Gegensatz zu CURSCHMANNS konzilianter, das Leben bejahenden Natur. Aber früh erkannte CURSCHMANN seines Mitarbeiters großes Wissen, seinen eisernen Fleiß und seine Gewissenhaftigkeit und sah ihn zu seiner Genugtuung die wichtige Stellung des ersten Prosektors in Eppendorf einnehmen. Hier wurde FRÄNKEL einer der Grundpfeiler Eppendorfer wissenschaftlichen Lebens und hat später nicht wenig beigetragen, den Ruf der medizinischen Fakultät der Universität Hamburg zu gründen und zu festigen.

Menschlich näher als FRÄNKEL stand CURSCHMANN sein süddeutscher Landsmann EISENLOHR. Er sah sich diesem verwandt in der Wertschätzung von Kunst und Literatur und erkannte in dem stillen, bescheidenen Manne einen Forscher, der sich aus eigener Kraft zu einem der ersten und besten Vertreter der damals noch neuen Wissenschaft, der Neurologie, ausbildete. Durch EISENLOHRS Berufung zum Oberarzt der damals noch in der Entwicklung begriffenen Eppendorfer Anstalt sorgte CURSCHMANN für eine weitere wesentliche Stütze Eppendorfer Wissenschaft.

Dem Nachfolger und Assistenten EISENLOHRS, NONNE, in seiner Lebhaftigkeit und Energie seinem Vorgänger unähnlich, war es vergönnt, gerade das Fach der Neurologie in Hamburg zu größtem Ansehen zu bringen. Auf ihn hatte CURSCHMANN schon große Hoffnungen gesetzt, als er ihn in St. Georg als Assistenten annahm, und sah sich darin nicht getäuscht.

Nicht in vollem Umfang erlebte CURSCHMANN den Aufstieg eines anderen später rühmlichst bekannten Neurologen, ALFRED SÄNGER, der erst nach dem Tode CURSCHMANNS die seiner Bedeutung entsprechende Stellung in Hamburg erlangte. Aber schon, als SÄNGER gleich nach beendeten Universitätsstudien Anstellung in St. Georg fand, wußte CURSCHMANN den jungen Arzt als einen selten klugen, ungemein fleißigen, dabei vielseitig gebildeten Menschen zu schätzen. Seit SÄNGER in seinen Anfängen als Volontär die nicht eben erbauliche Tätigkeit auszuüben hatte, im Sputum der Kranken nach CURSCHMANNschen Spiralen und LEYDENschen Kristallen zu suchen, ist das Verhältnis zwischen Lehrer und Schüler stets ein enges und freundliches geblieben und SÄNGER hat sich dem Meister stets dankbar gezeigt.

Von keinem anderen Mitarbeiter CURSCHMANNS aus der Hamburger Zeit, wenn man von einzelnen mehr persönlichen Beziehungen absieht, gilt dies aber mehr, wie von TH. DENEKE. Ihm brachte CURSCHMANN schon gutes Vorurteil entgegen, als er, der als Assistent FLÜGGES durch Entdeckung des Käsebazillus sich schon einen gewissen Namen gemacht hatte, in St. Georg angestellt wurde. Dem Chef gefiel das sichere Auftreten des jungen Arztes, sein kluges Wesen und seine markante, von Humor gewürzte Sprechweise. Zunächst nicht auf der Abteilung CURSCHMANNS beschäftigt, kam es erst zu engerem Zusammenhang, als DENEKE im Frühling 1887 als Direktorial-Assistent in dem noch unfertigen Eppendorf angestellt wurde. Das volle Verständnis DENEKES für die wirtschaftlichen und baulichen Fragen, die damals CURSCHMANN in erster Linie beschäftigen mußten, schufen ein Zusammenarbeiten, das die schönsten Früchte trug. Die Lehren CURSCHMANNS verwertete DENEKE bei Abfassung seiner Arbeit über Bau und Einrichtung des Eppendorfer Krankenhauses, wie bei Durchführung des von LENHARZ begonnenen schwierigen Werks der Umwandlung des alten St. Georger Krankenhauses in eine moderne Anstalt. CURSCHMANN empfand hohe Freude, gerade DENEKE als seinen Nachfolger an dem Hamburger Krankenhause zu sehen, in dem er selber seine segensreiche Tätigkeit begonnen hatte.

Schon lange vor der Zusammenarbeit mit DENEKE hatte CURSCHMANN während dieser letzteren sich je länger je mehr der Errichtung eines zweiten Krankenhauses in Hamburg widmen müssen. Daß dadurch der Genuß der gemeinsamen Visiten mit dem Chef für seine St. Georger Assistenten vielfach Einbuße erlitt, läßt sich nicht leugnen. Sie litten schon unter den häufigen, zeitraubenden Besuchen von Ärzten, besonders auch von Badeärzten, die sich in empfehlende Erinnerung bringen wollten, mehr aber noch unter den nicht endenwollenden Konferenzen, Verhandlungen, Prüfungen von Inventarstücken für das künftige Krankenhaus usw.

Die Notwendigkeit der Errichtung eines zweiten Krankenhauses hatte CURSCHMANN vom ersten Tage seiner Hamburger Tätigkeit an erkannt — ob auch die Schwierigkeit der Durchführung kann zweifelhaft sein. Denn die Zeit war für solche Pläne besonders ungünstig, da die Hamburger Finanzen durch die damals ausgeführten großen baulichen Umwälzungen, die der Zollanschluß der Hafenstadt an das Binnenland forderte, völlig in Anspruch genommen waren. Dann aber war der Weg, um etwas, was viel Geld kostete, zu erreichen, in der kleinen Republik besonders schwierig. Er war bei Ausführung eines Krankenhausbaus der folgende: Die Krankenhausdirektoren mußten einen Entwurf vorlegen, der dann zur Nachprüfung an das Medizinal-Kollegium ging, dann folgte die Begutachtung der technischen Behörden, dann die Genehmigung durch das Krankenhaus-Kollegium, dann hatten die Bau- und Finanzdeputationen zu entscheiden, endlich war die Genehmigung eines hohen Senats, sodann des bürgerschaftlichen Ausschusses einzuholen.

Schwer wird es CURSCHMANN, der an rasches und energisches Handeln gewöhnt war, gewesen sein, diesen mühsamen langsamen Weg, für ihn ein Leidensweg, zu durchschreiten, auf dem er nur in Senator PETERSEN Hilfe und Trost fand. Er lernte den Weg zunächst schon kennen, als er im Herbst 1881 auf dem Gebiet des Krankenhauses nach seinen Ideen einen chirurgischen Pavillon errichten ließ. Die dadurch herbeigeführte Entlastung der überfüllten Anstalt war von geringer Bedeutung, um so wichtiger aber, daß dieser Pavillon, dessen Modell auf der Berliner Hygieneausstellung hohe Anerkennung fand, zum Muster für die ganze große Anlage des Krankenhauses wurde, dessen Bau auf den Eppendorfer Feldern dann allmählich eingeleitet und ausgeführt wurde. Bei der Ausführung des Pavillons leitete CURSCHMANN die Erfahrung des Moabiter Barackenlazaretts, das den Kranken Luft und Licht in allerreichlichster Fülle zugeführt werden müsse: von besonderer Wichtigkeit und neu war die Erwärmung des Raumes mit Fußbodenheizung, die nur im Notfall durch eine Ofenheizung Ergänzung finden sollte. Gerade die Durchführung dieser Idee gehörte zu den Kämpfen, die CURSCHMANN mit den Technikern führen mußte, um beim Bau in Eppendorf alle seine Gedanken in die Tat umzusetzen. In Verbindung mit dem wirtschaftlichen Direktor LUNDT hatte CURSCHMANN im April 1882 in glänzender Denkschrift die unhaltbaren Zustände im alten Krankenhause geschildert, hatte sich gegen alle halben Maßregeln, wie Bau eines Siechenhauses zur Entlastung des alten Hospitals und gegen eine Erweiterung des alten Hauses gewandt, und als einzige richtige Maßnahme die Errichtung eines großen zweiten Krankenhauses dargestellt, das mit ca. 1100 Betten, in erreichbarer Nähe der Stadt gelegen, alle Arten akut Erkrankter aufnehmen solle, während das alte Haus in der Hauptsache chronisch Kranken zur Unterkunft dienen solle; außer genauen Kostenanschlägen enthielt die Denkschrift bereits bestimmte Vorschläge für die künftige Organisation. In Anbetracht des weitläufigen Instanzenweges konnte erst im Laufe des Jahres 1884 mit dem Bau einer Epidemieabteilung begonnen werden, woran sich dann mit der Zeit die Ausführung der ganzen großen Anlage schloß, die nach allerhand nachträglichen Änderungen schließlich 83 Gebäude umfaßte. Bedenkt man, daß CURSCHMANN jede Einzelheit des entstehenden Baus, später der inneren Einrichtungen selber überwachte, zur Eile trieb und in den letzten Jahren fast täglich die Baustelle aufsuchte, begreift man, wie sehr CURSCHMANNS Zeit für die Tätigkeit im alten Hause verkürzt wurde[1]).

Er setzte mit Recht seine ganze Persönlichkeit ein, um sein Werk fertigzustellen, denn im alten Hause wurden die Zustände täglich schlimmer. In den Jahren 1882—1887 war die Zahl der aufgenomenen Kranken von 4509 auf 9470 gestiegen, die tägliche Belegung wuchs auf über 2000 Personen (Angestellte eingeschlossen) an, während nur 1600 Unterkunft finden sollten. Als nun gar die von 1884 bis 1887 herrschende Typhusepidemie zeitweise bis 700 gleichzeitig anwesende derartige Kranke zu behandeln zwang, da war der Gipfel der Not erreicht: die Keller waren mit Kranken angefüllt, die geringere Aufsicht und Pflege erheischten, aber die einzelnen Säle voll Schwerkranker waren viel zu stark belegt, selbst die Korridore mit Betten versehen. Da mußte sich CURSCHMANNS organisatorische Begabung und Tatkraft bewähren: die eben fertigen Epidemiebaracken in Eppendorf wurden zunächst mit der Kinderabteilung des alten Hauses belegt, dann wurden von den Abteilungen Kranke nach freier Auswahl dorthin evakuiert und es ergab sich, daß die große Mehrzahl derselben Tuberkulöse aller Stadien waren; sie erholten sich draußen in den luftigen Räumen und freier Lage so prächtig, daß hier vorahnend die erste Volksheilstätte für Lungenkranke mit entsprechenden Erfolgen entstand. Fast täglich mußte ein großer Wagen mit Kranken nach Eppendorf hinüberziehen, und da dort noch kein Inventar vorhanden, wurde zugleich ein Möbelwagen voll aller der Dinge, die Kranke brauchen, zum Schrecken des draußen amtierenden Arztes hinausbefördert.

Während der ganzen Hamburger Zeit ist CURSCHMANN aus den Sorgen für Unterbringung der Kranken und für

---
[1]) Vgl. „Das neue Allgemeine Krankenhaus zu Hamburg-Eppendorf" von DENEKE (Braunschweig bei Vieweg & Sohn, II. Aufl. 1895).

den Eppendorfer Neubau nicht herausgekommen. Und dennoch beschränkte sich seine Arbeit durchaus nicht auf die Bewältigung dieser Arbeit. Er war es, der damals durch sein Eintreten dem Hamburger ärztlichen Verein erst seinen wissenschaftlichen Charakter verlieh, gegen manchen Widerspruch dafür sorgte, daß die Verhandlungen des Vereins in der Deutschen med. Wochenschrift regelmäßig aufgenommen wurden, mit Hilfe eines Assistenten als Schriftführer für gute Referate sorgte und immer wieder durch Vorträge aus seinen reichen Erfahrungen schöpfend die Versammlung belebte, auch eifrig für geselligen Verkehr der Kollegen nach beendeter Arbeit eintrat. Die Chronik des ärztlichen Vereins berichtet von einer großen Reihe CURSCHMANNscher Vorträge, die z. T. lebhafte, über mehrere Sitzungen sich erstreckende Debatten hervorriefen. Das war bei seinen Ausführungen über die sog. Zuckerguß-Leber der Fall, sowie bei seinen Vorträgen über Flecktyphus — auf Grund seiner Berliner Erfahrungen. Ebenfalls an seine Berliner Vorarbeiten anknüpfend beschäftigen CURSCHMANN in Hamburg das Asthma und die Bronchiolitis exsudativa (vgl. Kongreß in Wiesbaden 1882, S. 83 und 85), sowie die Behandlung putrider Bronchitiden mit der von ihm angegebenen Maske. Die Hamburger Erfahrungen der großen Typhusepidemie bildeten das wesentlichste Material für die bedeutenden Arbeiten CURSCHMANNS über den Abdominaltyphus, die ihn vom Jahre 1888 bis ans Lebensende beschäftigt haben. — Ganz besonders nahm CURSCHMANN, den das Gebiet der Infektionskrankheiten immer besonders angezogen, das Studium der epidemischen Meningitis cerebro-spinalis in Anspruch, von denen jedes Jahr eine Anzahl Fälle zur Beobachtung brachte und im Zusammenhang damit die Invasion von Infektionsträgern in die Zentralorgane. Unvergeßlich ist den Zeugen, wie CURSCHMANN bei Vorstellung eines Typhuskranken sofort bei seinem Anblick erklärte: „Der Mann hat aber eine Landrysche Paralyse" und nun nicht eher ruhte, als bis sich bei der Sektion wirklich Typhusbazillen im Rückenmark nachweisen ließen. Daß in gleicher Zeit auch im Gehirn eines Verstorbenen Milzbrandbazillen gefunden wurden, erregte das höchste Interesse CURSCHMANNS.

Neben zahlreichen anderen Arbeiten war CURSCHMANNS Aufmerksamkeit zuerst in der Hamburger Zeit auch dem Volvulus und sonstigen Erkrankungen des Darms zugewandt, die später zu Veröffentlichungen führten.

So hinderten die vielen schweren ärztlichen und organisatorischen Aufgaben CURSCHMANN nicht, auch in Hamburg wissenschaftlich Bedeutendes zu leisten und wie später entsprach es schon damals seinem künstlerischen Wesen, daß seine Arbeiten auch in der Art der Ausführung stets wie ein Kunstwerk wirkten.

Unvergessen ist auch CURSCHMANNS Wirken im Medizinalkollegium, in das er als erster ärztlicher Direktor berufen wurde. In der Hauptsache auch dort für sein Eppendorfer Werk tätig, bleibt es sein dauerndes Verdienst, daß er entgegen der PETTENKOFERschen Grundwasser-Theorie die Ursache der Typhusepidemie in der Mangelhaftigkeit der Hamburger Wasserversorgung sah, und die Ausführung einer neuen betrieb, so daß diese — leider erst kurz *nach* beendeter Choleraepidemie (1893) — in Benutzung genommen werden konnte. Damals hat CURSCHMANN von Leipzig aus auch den sehr bemerkenswerten Vorschlag an Hamburger maßgebende Persönlichkeiten gerichtet, das gesamte Medizinalwesen der Stadt in die Hände eines Arztes bzw. Hygienikers zu legen, der den Rang eines Senators haben und diesen dienstlich gleichgestellt sein müsse. Er hat mit diesem Vorschlag keine Gegenliebe gefunden.

Eine geistige Erholung war für CURSCHMANN der alljährliche Besuch des Kongresses für innere Medizin und sein Verkehr mit den medizinischen Größen Deutschlands, den er nur einmal versäumt haben dürfte, als ihn die Sorge um die schwere Erkrankung eines ihm nahestehenden hochgestellten Mannes in Hamburg zurückhielt.

Denn in geradezu rapider Weise hatte sich von seinem Eintreffen in Hamburg an seine konsultative Praxis entwickelt, führte ihn oft nach auswärts, zu seiner Genugtuung mehrmals auch nach Berlin, und füllte jede Tagesstunde aus, oft bis zum späten Abend.

Die Last seiner vielseitigen und anstrengenden Tätigkeit schien CURSCHMANN spielend zu bewältigen: niemals wurden Klagen über Abspannung oder gar Nervosität laut, Schlaf und Appetit blieben tadellos, und wenn er zuweilen unter einem Hexenschuß litt, griff er energisch ein, indem er während der Visite sich eine Flasche Natr. salyc.-Lösung bestellte und diese, großzügig wie er auch hier war, in einer Korridorecke stehend hinuntergoß.

Unmöglich wären die Leistungen CURSCHMANNs gewesen, hätte er nicht, ein echter Lebenskünstler, jeden freien Moment im Genuß alles Schönen auszunutzen verstanden. Die Grundlage war dafür seine überaus glückliche Häuslichkeit, die sein künstlerisch geschmücktes Heim ihm bot. Reiche Gastfreundschaft wurde den zahlreichen Freunden des Hauses zuteil; für die Bewohner einer angrenzenden stillen Straße wurde das CURSCHMANNsche Haus das Zentrum fast täglichen Verkehrs; an größeren Gesellschaften ließ er gerne seine Assistenten sich beteiligen und regte deren Mitwirkung bei künstlerischen Veranstaltungen an. Das wertvollste aber im Hause war die treue Fürsorge der Gattin, die viel weiter ging wie das körperliche und seelische Befinden des geplagten Hausvaters erforderte. In bewundernwerter Weise, mit organisatorischer Begabung nahm sie dem Gatten jede Arbeit, die er nicht selber leisten mußte, ab, stellte seinen Tagesplan fest, bestimmte bei Konsultationen die Züge, bestellte den Wagen, sorgte für rechtzeitige Verpflegung, mitzunehmendes

Gepäck, geeignete Lektüre eingeschlossen, kurz vermochte seine Kräfte durch Übernahme jeglicher Kleinarbeit zu schonen. — Was CURSCHMANN seinen Kindern gewesen sein muß, läßt sich aus der Art entnehmen, wie er die Liebe kleiner Patienten zu gewinnen wußte. Dabei zeigte sich eine für den anscheinend so robusten Mann überraschende Weichheit des Gemüts, wie denn genaue Beobachter nicht selten Tränen in seinen Augen erkannten, und es entsprach durchaus der Zartheit seiner Empfindungen, daß er bei tiefer Teilnahme es nicht über sich gewann, diese mit Worten zum Ausdruck zu bringen. Vielleicht ist darin eine Verwandtschaft mit der merkwürdigen Tatsache zu finden, daß CURSCHMANN in gewissen Situationen nicht ohne Befangenheit und Verlegenheit war, nämlich dann, wenn er, der Meister des Worts bei wissenschaftlichen und sachlichen Fragen, bei Festlichkeiten sprechen mußte und sein Herz und Gemüt beteiligt waren. Der Weichheit seines Gemüts entsprach die rührende Treue und Liebe für diejenigen, von denen er Gutes im Leben empfangen. Nur mit Ehrfurcht, aber häufig nannte er seines Lehrers TRAUBE Namen, mit seinem einstigen Mainzer Chef HOCHGESANDT hielt er enge Freundschaft und ein Höhepunkt im Leben war ihm, wenn er seine Eltern in seinem Hause gastlich aufnehmen konnte, prächtige hochgewachsene Erscheinungen voll natürlicher Würde in der Einfachheit ihres Auftretens.

Lebensfreude ließ CURSCHMANN auch in Zeiten größter Ansprüche an seine Arbeitsleistungen ihn an allem teilnehmen, was die Großstadt an geistigen und künstlerischen Genüssen bot. Besuche des Theaters, besonders der Oper, und von Konzerten fehlten nicht im Winterprogramm, Kunstausstellungen wurden in Pausen der Konsultationsfahrten aufgesucht und Geselligkeit in befreundeten Häusern gerne mitgenommen.

So war das Hamburger Leben in Arbeit und Erholung für CURSCHMANN ein hoch befriedigendes.

Darum war die Freude keine ungestört reine, als im Frühling 1888 im Anschluß an den Wiesbadener Kongreß an CURSCHMANN der Ruf erging, als Nachfolger E. WAGNERS den Lehrstuhl für innere Medizin an der Universität Leipzig zu übernehmen. Der Ruf gelangte an CURSCHMANN in dem Augenblick, in dem sein großes Werk, das Eppendorfer Krankenhaus, nahezu vollendet war und eins der letzten Gebäude, die Direktorwohnung aus dem Boden zu wachsen begann. Gerade der Plan dieses Hauses, das zu seiner künftigen Wohnung bestimmt war, hatte CURSCHMANN in besonderer Weise beschäftigt und dabei auch persönliche Wünsche berücksichtigt; die Vorstellung, ein Haus ganz nach seinen Wünschen bewohnen zu können, erfüllte ihn mit großer Freude. Mit freudiger Genugtuung empfand CURSCHMANN, daß er bald entsprechend der von ihm erreichten Neu-Organisation ohne wirtschaftlichen Nebendirektor in Eppendorf seines Amtes walten werde, dabei die ärztliche Oberaufsicht des alten Krankenhauses behalten solle. Nun war ihm der Gedanke, diese Freuden aufgeben zu müssen, sein Werk noch vor der vollständigen Vollendung verlassen zu müssen, sehr schmerzlich, um so mehr da Kreise, die kein Verständnis für die hohe Ehre hatten, die der Leipziger Ruf bedeutete, dem Scheidenden es verübelten, daß er sein Werk unvollendet zurücklassen wolle.

Trotz alledem konnte kein Zweifel bestehen, daß CURSCHMANN dem Ruf nach Leipzig folgen mußte, der ihn sein Ziel, akademischer Lehrer zu werden, erreichen ließ. So erlebte er in Hamburg nicht mehr, daß nur ein halbes Jahr später sein Krankenhaus in vollen Betrieb genommen wurde, daß in den folgenden Jahren sein Werk für eine große Zahl von Hospitälern zum Vorbild wurde und zahlreiche Baukommissionen aus dem In- und Ausland CURSCHMANNS Werk bewunderten.

Im Spätsommer 1888 ging es ans Scheiden. Tausende seiner dankbaren Kranken wurden durch seinen Fortgang betrübt, die zahlreichen Schüler vermißten ihn schmerzlich und der ärztliche Verein brachte seinem Neu-Schöpfer in einer glänzend verlaufenen Abschiedsfeier die wohlverdiente Dankbarkeit zum Ausdruck.

Bis an sein Lebensende hat CURSCHMANN sich mit Freude seiner Hamburger Jahre erinnert und nicht selten sich ausgemalt, daß er in alten Tagen noch einmal zu seinen Freunden und seinen Kranken in der ihm liebgewordenen Stadt zurückkehren könne. Im Park des Eppendorfer Krankenhauses weist die treffliche Büste CURSCHMANNS, eine Arbeit des Bildhauers LANGE-Leipzig, auf den Schöpfer der wundervollen Anlage hin, eine zum Krankenhaus führende Straße trägt seinen Namen und wird die Erinnerung an ihn für viele Menschenalter erhalten.

Meine Erinnerungen an die Leipziger Klinik HEINRICH CURSCHMANNs.

Von CARL HIRSCH-Bonn.

HEINRICH CURSCHMANN hat selbst einmal erklärt, seine Hamburger Zeit sei seine glücklichste, weil erfolgreichste gewesen. Dort habe er volles Verständnis für alle seine Ideen bei Behörden und Kollegen gefunden. Dort allein habe er frei schaffen können. In Leipzig fehle ihm der Hanseatengeist.

Der Fernerstehende wird dieses Empfinden um so weniger begreifen, als ihm vor allem die hervorragende Persönlichkeit des Leipziger Klinikers, des Begründers der sog. Leipziger Schule, lebendig vor Augen steht.

Die historische Betrachtung wird zunächst feststellen, daß die Hamburger Stellung CURSCHMANNs nicht ohne weiteres mit seiner Leipziger verglichen werden kann. In Hamburg war er der geniale Erbauer und Organisator des Eppendorfer Krankenhauses, ein Arzt und Konsiliarius von Weltruf.

In Leipzig gab es zunächst nichts zu bauen. In seinem *akademischen* Beruf als klinischer Lehrer mußte er sich zunächst einarbeiten. War er doch nur verhältnismäßig kurze Zeit Privatdozent in Berlin gewesen. Extraordinarius oder Titularprofessor ist er nie gewesen.

Viele, insbesondere Akademiker strenger Observanz beobachteten daher diesem „outsider" gegenüber, der sich „anmaßte", mit 42 Jahren im Herbst 1888 den Lehrstuhl eines WUNDERLICH und WAGNER zu übernehmen, ein mehr oder

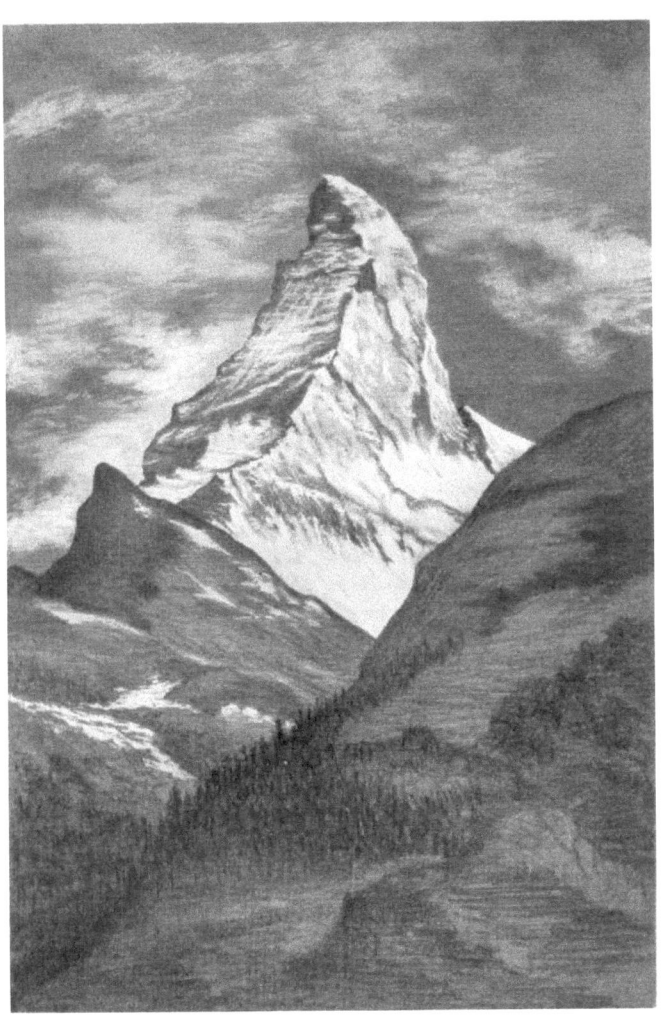

Matterhorn von Riffelalp aus.
Zeichnung 1886.

weniger offen ausgesprochenes Mißtrauen. Auch sonst erfuhr er manche Opposition.

Curschmann hatte in Moabit und Hamburg weit mehr Kranke gesehen als irgendein Durchschnittskliniker. Aber gerade diese Fülle persönlicher Erfahrung mag ihn anfangs bei der didaktischen Verwertung gestört haben.

So zeigte ihm gegenüber in den Sitzungen der Medizinischen Gesellschaft bei gelegentlichen Demonstrationen der Neurologe Moebius gern seine Überlegenheit in der systematischen Beurteilung von Nervenkrankheiten.

Daß Curschmann sich nicht durch Schwierigkeiten sachlicher oder persönlicher Art abschrecken ließ, *seinen* Weg zu gehen, das hatte seine Tätigkeit als Krankenhausleiter gezeigt. Mit der ihm eigenen großen Energie suchte er sich alles ihm etwa Fehlende anzueignen. Die Technik des Lehrens hatte er bald heraus, weil er ein angeborenes, ererbtes Talent plastischer Darstellung besaß und jene Begeisterung mit in seinen neuen Beruf brachte, ohne die auch der gelehrteste Fachvertreter kein guter Lehrer sein kann.

Mein Freund und Kollege A. Westphal in Bonn und ich tauschen begreiflicherweise oft Erinnerungen an jene Kliniken aus, denen wir unsere klinische Ausbildung zum größten Teile verdanken: an die Leipziger Klinik Curschmanns und die Heidelberger Klinik Erbs.

Immer wieder kommen wir zu dem Schluß, daß gerade die klinische Darstellungsweise Curschmanns, aufbauend auf seiner außerordentlich großen persönlichen Erfahrung, seine klinische Vorlesung so besonders lebendig und anregend gestaltete. Immer wieder stellen wir fest: bei Curschmann haben wir uns nie gelangweilt! Die nur an großen Universitäten mögliche Teilung der Klinik in eine Klinik für Anfänger und in eine solche für Fortgeschrittenere wäre von einem Schüler Curschmanns zur Zeit seines Wirkens nie gefordert worden. Er verstand es meisterhaft, sowohl dem Anfänger wie dem

Erfahrenen gerecht zu werden. Die ERBsche Klinik war eine ideale Elementarklinik für den Anfänger.

Um HEINRICH CURSCHMANNS Eigenart als akademischer Lehrer zu verstehen, muß man auf den Ursprung seiner medizinischen Ausbildung zurückgehen. In Gießen hatte ihn EUGEN SEITZ in die Klinik eingeführt. Man muß SEITZ noch persönlich gekannt haben, um den Einfluß dieser feingebildeten Persönlichkeit auf CURSCHMANN richtig zu würdigen.

SEITZ, der zunächst unter SCHOENLEINS Einfluß stand, hatte sich dann in Wien unter SKODA und OPPOLZER, ROKITANSKY, ARLT und HEBRA weiter ausgebildet. Er war eine außergewöhnlich klare, in sich geschlossene Persönlichkeit, von der auch W. HIS d. Ältere in seinen als Manuskript gedruckten Erinnerungen bei Erzählung seines Wiener Studienaufenthaltes mit der größten Hochachtung spricht.

Bei SEITZ hatte CURSCHMANN die souveräne Beherrschung der Perkussion und Auskultation gelernt. Immer wieder verwies er seine Assistenten auf das Studium jenes klassischen Buches (SEITZ und ZAMMINER, Perkussion und Auskultation), aus dem er selbst soviel gelernt habe. Wie oft sagte er lächelnd; „man hat später vieles auf diesem Gebiete wieder entdeckt", ohne die Namen SEITZ und ZAMMINER zu nennen. Durch SEITZ erhielt CURSCHMANN in der Tat die besten Überlieferungen der Wiener Schule vermittelt. CURSCHMANN sprach oft und dankbar von seinem Lehrer, „einem wahrhaft großen Kliniker in kleinsten klinischen Verhältnissen".

Während seiner Assistentenzeit in Mainz war JAKOB HOCHGESAND sein Chef und Lehrer gewesen. Auf HOCHGESAND hatten JOHANNES MUELLER und HENLE Einfluß ausgeübt; er hatte in Paris zur Zeit MAGENDIES studiert.

Ich selbst habe in meiner Mainzer Zeit HOCHGESAND noch kennen gelernt. Er erzählte außerordentlich interessant von seinen Pariser Eindrücken. Er zitierte gern MAGENDIE, BICHAT, LOUIS, TROUSSEAU u. a. Als CURSCHMANN bei ihm

Assistent war, galt HOCHGESAND nicht nur als der angesehenste Arzt in Mainz, sondern in ganz Rheinhessen.

Das Mainzer St. Rochushospital der damaligen Zeit bot sehr enge, klösterliche Verhältnisse; aber die Zahl der Kranken war eine verhältnismäßig sehr große, und vor allem fand ein reger Wechsel statt. Die Assistenten waren abwechselnd auf den inneren und chirurgischen Stationen tätig. Die Assistenten der inneren Station machten auch die Sektionen.

Wer lernen wollte, konnte dort sehr viel lernen. CURSCHMANNS sicheres Urteil bei der Indikationsstellung in Grenzgebieten gründete sich — wie er selbst oft dankbar hervorhob — nicht zum geringen Teile auf seine Erfahrungen im St. Rochushospital. In seinem dunklen Assistentenzimmer, dessen Fenster nach der engen, dumpfen Rochusgasse gingen, hat er, wie er oft erzählte, sich gar manches Mal ausgedacht, wie *er* ein ideales Krankenhaus bauen würde.

Stets bekannte er dankbar, daß er von JACOB HOCHGESAND sehr viel gelernt habe. Niemals versäumte er, wenn er zum Kongreß nach Wiesbaden kam, seine alten Lehrer SEITZ in Wiesbaden und HOCHGESAND in Mainz zu besuchen.

In CURSCHMANNS Persönlichkeit trafen sich also beste Überlieferungen verschiedener „Schulen": schon durch ECKHARD und LEUCKART in Gießen war er im Geiste der JOHANNES MÜLLERschen Tradition vorgebildet worden. Durch EUGEN SEITZ und JACOB HOCHGESAND war sein Interesse für die Leistungen der Wiener und Pariser Schule geweckt worden.

In Berlin hat ihn dann besonders LUDWIG TRAUBE, der Begründer der pathologischen Physiologie, beeindruckt und beeinflußt.

Von vornherein vertrat er in Leipzig den Standpunkt, daß nur ein guter Krankenhausarzt auch ein guter Kliniker sein könne. „Nicht Kaninchendoktoren, tüchtige Menschenärzte heranzubilden, ist die Aufgabe einer Klinik", pflegte er sehr oft zu betonen.

Stets stand der kranke Mensch im Mittelpunkt seines ärztlichen, wissenschaftlichen und organisatorischen Interesses. Jeder Tag des Dienstes in der CURSCHMANNschen Klinik bewies dies. Auch Sonntags war er stets in den Vormittagsstunden in seiner Klinik, wenn ihn nicht Konsultationen nach auswärts riefen.

Morgens um 8 Uhr kam der Chef. Dann hatten auch sämtliche Assistenten zur Konferenz zu erscheinen. Jeder Stationsarzt hatte über seine Abteilung zu berichten. Alles Verwaltungstechnische wurde sofort mit dem Inspektor besprochen. Wurde über das Essen geklagt, dann mußte unbedingt das Corpus delicti mit zur Konferenz gebracht werden. Man lernte auch in verwaltungstechnischer Hinsicht außerordentlich viel in dieser Konferenz.

Nachdem ihm alle wichtigen Neuaufnahmen oder Veränderungen im Krankheitsbilde früher aufgenommener Kranken gemeldet waren, machte er Krankenvisite. Wie aus den STRÜMPELLschen Erinnerungen hervorgeht, war die Krankenzahl zur Zeit CURSCHMANNs wesentlich größer als heute. Der Neubau des großen Krankenhauses St. Georg hat die Frequenz des Krankenhauses St. Jacob wesentlich „entlastet", d. h. sie vermindert!

Eine besondere Freude war es für uns Assistenten, den Meister bei der Ausführung einer notwendigen Punktion oder Probepunktion zu beobachten. Mit welcher Überlegung und Ruhe ging er da zu Werke. Immer untersuchte er aufs sorgfältigste vorher. „Die Probepunktion soll Ihnen in der Regel lediglich eine einwandfreie Bestätigung Ihrer diagnostischen Feststellungen bringen. Nur nicht aufs Geratewohl unüberlegt punktieren!"

Der Höhepunkt seiner hervorragenden Punktionstechnik war aber die von ihm zu einer klassischen Methode ausgebildete Punktion großer Herzbeutelergüsse. Hier zeigte er die vorbildliche Vereinigung klarster Indikationsstellung mit exaktester Technik. Auch in der klinischen Vorlesung demonstrierte er besonders gern Punktionen.

Die Lumbalpunktion meisterte er in gleicher Weise. Er kam nie „vorbei" mit der Nadel! Von seinem flachen sog. Herzbeuteltrokar sagte er: bei seiner Angabe leiteten mich zwei Gedanken: 1. ein mehr schneidendes flaches Instrument anfertigen zu lassen, und 2. durch die relative Enge des Lumens die Ausflußzeit so zu verlangsamen, daß plötzliche starke Druckschwankungen mit ihren oft recht unangenehmen Folgen vermieden werden."

Seine hervorragende *technische* Begabung hing eng zusammen mit seinem plastischen Vorstellungsvermögen. Der Nachweis mediastinaler Verdrängungserscheinungen am Krankenbett — lange vor der Einführung der Röntgendiagnostik — war für ihn ein ganz besonders willkommenes Gelegenheitsthema. Bei der Demonstrierung verwickelter topographisch-anatomischer Verhältnisse unterstützte ihn sein ausgezeichnetes Zeichentalent. Seine topographisch-anatomischen Studien hat kein geringerer als FR. MERKEL, der Anatom, für einen glänzenden Beweis anatomischer Begabung erklärt. Auch in dieser Arbeit hat er die charakteristischen Bilder selbst gezei*v*hnet.

Spielend übersah er mit einem Blick alle Fehler von Bauplänen. Als KRUPP in Essen sein neues Krankenhaus erbaute, schickte er CURSCHMANN die Pläne zur Begutachtung. Ich war zufällig dabei, als er sie auspackte. Er sah die Grundrisse einen Augenblick an, dann nahm er einen seiner großen sog. Bismarckbleistifte und sagte: „Hier ist kein Licht, dort ist ein Halbdunkel. Das darf bei Krankenhausplänen nicht vorkommen." In kurzer Zeit hatte er alle Mängel herausgefunden und, was ebenso wichtig war — korrigiert.

Bei der Visite überprüfte CURSCHMANN nicht nur das Diagnostische. Er bemerkte auch sofort alle Mängel der Pflege, der Diät. Auf sämtliche Tafeln über den Krankenbetten mußten auch die Diäten und *sämtliche* Ordinationen angeschrieben sein. Abgesetztes war einzuklammern. So übersah er sofort die „Therapie" des Stationsarztes.

War er nicht einverstanden, dann fragte er kurz: „Glauben Sie, daß der Kranke das verträgt?!", oder auch: „Manschen Sie doch nicht so, Herr Doktor". Das hieß, ordinieren Sie nicht so viele Arzneien.

Waren solche Bemerkungen gefallen bei der Visite, dann ging der Stationsarzt nach dieser eifrigst an eine gründliche Revision seiner sämtlichen Verordnungen!

Von *hydrotherapeutischen* bzw. *physikalischen* Behandlungsmethoden machte er weitgehenden, aber streng individualisierenden Gebrauch. Die Einrichtung des hydrotherapeutischen Institutes des Krankenhauses St. Jacob hat er bis in jede Einzelheit hinein durchdacht und ausgeführt. Als das Institut eröffnet wurde, sagte er: „Vergessen Sie nicht, bei heißen Prozeduren (Lichtbädern, Sandbädern) den Patienten kühle Kompressen auf den Kopf zu legen. Sie werden dann unangenehme kongestive Empfindungen von vornherein verhindern. Solche Empfindungen sind oft geeignet, bei den Kranken die ganze Methode zu kompromittieren."

CURSCHMANNS Erfolge am Krankenbett waren z. T. auch in dem ihm eigentümlichen, außergewöhnlichen, plastischen Vorstellungsvermögen begründet.

Er konnte sich nicht nur in die seelische, sondern, was oft noch wichtiger, auch in die körperliche Lage seiner Kranken hineindenken. „Sie müssen lernen zu bemerken, wo es den Kranken drückt." Sorgsamer wie er konnte bei der Dekubitusverhütung kein Arzt vorgehen.

Für *Freiluft-* und *Lichtbehandlung* von Tuberkulösen und Kindern hatte er durch Errichtung von Liegehallen weitgehend gesorgt. Daß unruhige, hochfiebernde Kranke im Freien oft schnell ruhiger und auch allgemein günstig beeinflußt werden, hatte er ja schon früh in seiner Moabiter Zeit bei der Behandlung von Fleckfieberkranken gezeigt.

Ich hatte im Kriege in Wilna eine Fleckfieberstation nach seinen Grundsätzen mit der Möglichkeit der Freiluftbehandlung errichten lassen und dadurch eine außerordentlich geringe Mortalität erzielt.

„Die Heilfaktoren frische Luft und Sonnenlicht waren schon vor der Einführung der offiziellen Hygiene den hippokratisch denkenden Ärzten ebenso bekannt wie die Hygiea", pflegte er oft zu sagen.

Als die *Volksheilstätten* aufkamen, war er ihr eifrigster Förderer und Berater. Mit besonderer Liebe unternahm er mit seinen Klinizisten Ausflüge nach Reiboldsgrün zu seinem Hamburger Schüler FELIX WOLFF, um ihnen die Grundsätze der Tuberkulosebehandlung in einer großen, mustergültig geleiteten Anstalt zu zeigen. Man konnte auch da in Fragen der Organisation unendlich viel lernen. CURSCHMANN war wohl der erste, der eindringlich darauf hinwies, daß glänzende Fassaden und Treppenhäuser à la Parlamentsgebäuden im Krankenhausbau eine Geldverschwendung darstellen. „Das Geld würde besser im Innern im Interesse der Kranken angelegt. Die Fassaden nützen nur den Komiteemitgliedern bei der feierlichen Einweihung."

Überall zeigte er sich als der erfahrene Krankenhausarzt ganz großen Formates. Immer großzügig und weitschauend bemerkte er auch das Kleinste im Betriebe. Maximus in maximis, minimus in minimis.

Die *klinische Vorlesung* wurde von CURSCHMANN mit der größten Sorgfalt vorbereitet. Er stellte nie einen Fall vor, den er nicht selbst genau untersucht hatte. Krankengeschichten und ein kurzer Auszug aus ihr mußten ihm vor der Klinik vom Stationsarzt vorgelegt werden. Selbstverständlich mußten Sputa, Urin, Stuhl usw. mitgebracht werden. Er selbst bestimmte alle aufzustellenden Präparate, Bilder, Tafeln, Modelle usw.

Da er durch seine tägliche Visite seine Abteilung genau kannte, bestimmte er auch stets selbst das Mitbringen geeigneter Vergleichsfälle. Mit Vorliebe zeigte er mehrere Fälle mit Herzfehlern, Pneumonie, Typhusfälle in den verschiedenen Stadien bzw. mit entsprechenden Komplikationen. Tabes, multiple Sklerose usw. wurden stets in den verschiedenen Verlaufsformen demonstriert. Das war ja bei der großen Krankenzahl meist leicht möglich. Schon der Klinizist erhielt so in der CURSCHMANNschen Klinik einen wahren Schatz persönlicher Erfahrungen. Sämtliche für die Vorlesung geeignet erscheinenden Fälle wurden unter die Praktikanten verteilt, die sie regelmäßig besuchen mußten, um bei der Vorstellung mit dem Fall genügend vertraut zu sein. Sie lernten dadurch zugleich den Wert fortlaufender Beobachtung kennen. Ich habe diesen Brauch auch in den von mir geleiteten Kliniken beibehalten.

Das Praktizieren in der CURSCHMANNschen Klinik war selbst für ängstliche Praktikanten keine aufregende Sache. Man hatte die Empfindung, der Lehrer meint es gut mit jedem seiner Schüler.

Seine Fragen waren klar und meist auf das Praktische gerichtet. Gewiß konnte er Unwissende mit seinem feinen, nie verletzenden Humor necken; aber nie wurde er verletzend sarkastisch oder grob. ,,Der Konsiliarius muß auch konziliant sein", bemerkte er einmal in seiner feinsinnigen, wohlwollenden Weise.

Seine klinische Darstellungsweise kam immer wieder auf den vorzustellenden Kranken zurück. Nie war ihm der Kranke lediglich Mittel zum Zweck, abstrakte, geistreiche Vorträge zu halten. *Der* Kranke und keineswegs ausschließlich die Krankheit wurde besprochen.

Stets war er in der Lage, durch seine außerordentlich große persönliche Erfahrung kasuistisch die verschiedenen Verlaufsformen in interessantester und lebendigster Weise zu illustrieren.

Wie seine mit SCHÜFFNER zusammen herausgegebenen „klinischen Abbildungen" zeigen, war er einer der ersten, die die Photographie in ausgedehnter Weise in den Dienst der Klinik stellten. Eine reichhaltigere Sammlung von Photographien, wie sie die Leipziger Klinik zu seiner Zeit besaß, dürfte auch heute kaum anzutreffen sein. Die klassischen Abbildungen der von CURSCHMANN beobachteten Dystrophiker wandern auch heute noch durch die Lehr- bzw. Handbücher.

Epidiaskopie, Röntgenstrahlen machte er sofort der Klinik dienstbar. Hinsichtlich der Röntgenuntersuchung betonte er aber immer wieder: „Wie ein guter Chirurg auch ohne Röntgenapparat Frakturen und Luxationen richtig diagnostizieren kann, so muß auch ein Internist lernen, wo die Grenzen der Röntgendiagnostik liegen und sich nicht allein auf das Röntgenbild verlassen." Es war erstaunlich, mit welcher Sicherheit CURSCHMANN Erweiterungen der Aorta, Lungentumoren usw. vor Einführung der Röntgendiagnostik feststellte.

So sehr er den Wert einer richtig aufgenommenen Anamnese schätzte, so warnte er doch immer wieder vor dem Hineinexaminieren in den Kranken. „Nur wenige sind solche Meister der Anamnese wie ERB, der uns auf Grund seiner Anamnesen den ursächlichen Zusammenhang zwischen Tabes und Lues erwiesen hat." Manchmal nahm er die Anamnese sogar *nach* der Untersuchung auf und bemerkte dann trocken: „das tue ich bei Konsilien öfters, um mich in keiner Weise voreinnehmen zu lassen. Man diagnostiziert dann oft schneller das Richtige."

Außerordentlichen Wert legte er auf die *Inspektion*. Die Veränderungen der äußeren Körperform bei inneren Erkrankungen waren stets ein Lieblingsthema seiner klinischen Vorträge.

„Was sehen Sie?", war die am häufigsten an die Praktikanten gerichtete Frage. Und die Praktikanten der CURSCH-

MANNschen Klinik übersahen sehr bald keine Trommelschlegelfinger, keine Akrozyanose, keine Pupillendifferenz, keinerlei Asymmetrie beider Körperhälften, keinen Schiefstand des Kehlkopfes usw.

Nach der Inspektion hatte die *Palpation* zu erfolgen. Er selbst war ein Meister der Palpation.

Die größte Freude konnte ihm ein Praktikant bereiten, der bereits durch Inspektion und Palpation z. B. eine Aorteninsuffizienz richtig diagnostizierte. ,,Na, nun perkutieren, auskultieren und röntgen Sie; alle diese Methoden werden Ihnen bestätigen, was Sie bereits durch Sehen und Fühlen richtig gefunden haben! Andere nennen das intuitive Diagnostik."

Mit besonderer Sorgfalt besprach er in der Klinik die *Therapie* und *Indikationsstellung* zu chirurgischen Eingriffen. ,,Der Studierende hat ein Recht darauf, von der Klinik zu verlangen, daß sie ihn für sein therapeutisches Handeln am Krankenbett hinreichend vorbereite." Auch auf dem Gebiete des therapeutischen Unterrichts bewährte er sich als Organisator. Er legte mustergültige *Sammlungen von Arzneimitteln und Drogen* an, die in der Klinik gezeigt wurden bei der Besprechung ihrer Anwendung. Bei Gelegenheit wurden alle hydrotherapeutischen und physikalischen Heilmethoden demonstriert.

Die *ärztliche Technik am Krankenbett* pflegte er bei der ihm angeborenen großen manuellen Geschicklichkeit mit Vorliebe. Er war wohl der erste Kliniker, der Kurse der ärztlichen Technik und der Krankenpflege einrichtete. ,,Wie füllen Sie ein Wasserkissen?", ,,wie zieht man einem benommenen Kranken das Hemd aus und an?" waren häufig von ihm an die Praktikanten gerichtete Fragen. Auch über Häckselkissen mußte man genau Bescheid wissen.

Mit unermüdlichem Fleiße arbeitete er sich in die wesentlichen Theorien und Hypothesen ein und verfolgte die Entwicklung der experimentellen Pathologie mit regstem Interesse. In der Klinik sprach er aber vor allem als erfahrener Arzt zu seinen Schülern. Obgleich ihm die chemische Betrachtung der Dinge entsprechend seiner Entwicklung und dem damaligen Stande der medizinischen Chemie ferner lag, war seine klinische Vorlesung über den Diabetes ausgezeichnet. Jedenfalls lernte der Schüler einen Diabetiker richtig behandeln. Die Diätetik besprach er überhaupt mit besonderer Vorliebe und Gründlichkeit.

Bei der Besprechung von *Gleichgewichtsstörungen* knüpfte er gern an seine eigenen experimentellen Untersuchungen an und operierte eigenhändig vor der Vorlesung mehrere Tauben an den Bogengängen und am Kleinhirn, um den Effekt dieser Durchschneidungen in der Klinik zu demonstrieren.

Ihn über *Asthma* sprechen zu hören, war ein besonderer Genuß. Überhaupt stellte er die Erkrankungen des Respirationstraktus und der Kreislauforgane neben den Infektionskrankheiten besonders gerne vor. Häufig zitierte er dann TROUSSEAU, STOKES, TRAUBE und EUGEN SEITZ, seinen von ihm so hochverehrten Lehrer, dessen Einfluß auf sein klinisches Denken er gar nicht genug rühmen konnte.

Insbesondere zitierte er gerne TRAUBES klassisches Buch „Die Symptome der Krankheiten der Respirations- und Zirkulationsorgane", das leider ein Torso geblieben war.

Trotzdem er also — wie jeder akademische Lehrer — gewisse Lieblingsthemata hatte, behandelte er doch *alle* Gebiete der klinischen Medizin völlig gleich. Ihm lag vor allem die *praktische* Ausbildung seiner Schüler am Herzen. „Im Leben müssen sie vor allem etwas *können*!" Verhaßt waren ihm jene hypothesenbauenden Spintiseure am Krankenbett, „die alles wissen, ja besser wissen und gar nichts können."

Da er selbst eine Zeitlang praktischer Arzt gewesen war, kannte er die *Bedürfnisse der Praxis*. Stets hielt er fest an der Bedeutung der sog. großen Kliniken. Die Gleichberechtigung der sog. spezialistischen Kliniken im Examen erkannte er nie an. ,,Dadurch muß der Examinand erdrückt und hinsichtlich der Ausbildung in den *wichtigsten* Disziplinen beeinträchtigt werden." Entsprechend seiner eigenen Ausbildung und großen praktischen Erfahrung betonte er immer wieder die Wichtigkeit solider Kenntnisse in der Physiologie und topographischen Anatomie für die Praxis. ,,Nur dadurch werden Sie vor Routiniertum und Charlatanerie bewahrt!" Trotzdem er BUCHHEIM besonders verehrte, warnte er immer wieder vor einer Überschätzung des Ergebnisses der pharmakologischen Forschung in der Klinik. ,,Sie müssen immer wieder Ihre Erfahrungen am kranken Menschen machen. Die experimentelle Pharmakologie ist vor allem Toxikologie am Kaninchen oder Frosch!" ,,Alle experimentelle Pathologie ist einseitig, wenn sie nicht in der Klinik ihre Ergänzung und Korrektur findet."

,,Arbeiten Sie recht viel experimentell," rief er uns Assistenten oft zu, ,,aber werden Sie keine Kaninchendoktoren, sondern Ärzte für kranke Menschen."

CURSCHMANN zeichnete gut und gern, deshalb auch viel im Unterricht. Die verwickeltsten topographisch-anatomischen Verhältnisse beherrschte er in souveräner Weise und skizzierte sie mit wenigen Strichen an die Tafel. Seine klinisch-topographischen Studien und seine anatomischen Untersuchungen über Pericarditis exsudativa legen Zeugnis ab von seiner hohen Begabung in dieser Beziehung. Er besaß in hohem Maße die Gabe anschaulicher Darstellung in Wort, Schrift und Bild.

Ich habe während meiner Tätigkeit im Weltkriege als Beratender Innerer Kliniker in Rußland und Rumänien immer wieder feststellen können, daß eine bessere Schilderung der Symptome des Fleckfiebers, wie die CURSCHMANNsche, nicht gegeben werden kann.

Großen Wert legte er auf die *psychische* Beurteilung und Beeinflussung des Kranken. Gleich KUSSMAUL besaß er die

Kunst und Geduld, Kranken bei ihren Klagen aufmerksam zuhören zu können.

Wie oft sagte er: „Nur, wer sich in die Lage eines kranken Menschen hineinzudenken vermag, kann ein guter Arzt sein." Als die *Freud*sche Psychoanalyse aufkam und die Psychologie am Krankenbett von Berufenen und Unberufenen gepredigt wurde, sagte er: „Hüten Sie sich vor Taktlosigkeiten bei der sog. Psychoanalyse. Psychologie beim Kranken haben alle guten Ärzte zu jeder Zeit getrieben, und zwar oft völlig unbewußt. Das ist überhaupt keine neue Sache. Neu ist nur, daß man sie jetzt systematisch und bewußt treiben soll. Und darin liegt die Gefahr, oft das Gegenteil von dem zu erreichen, was man erstrebt. Es ist so wie mit dem Herzenstakt und der guten Kinderstube: was einem in dieser Hinsicht fehlt, kann ihn kein KNIGGE lehren! In der *einseitigen* Betonung *sexueller* Komplexe erblicke ich eine Gefahr nicht nur für den Kranken, sondern auch für gewisse Ärzte; sie kann zu den gefährlichsten Entgleisungen führen."

CURSCHMANN urteilt hier ganz ähnlich wie NAUNYN. In der Hand kritikloser oder ethisch unsicherer Ärzte stellt die Psychoanalyse zweifellos eine nicht geringe Gefahr dar.

Als die ersten literarischen Übertreibungen auf diesem Gebiete bemerkbar waren, legte er beim Durchsehen neuerschienener Bücher für die Bibliothek, deren Vergrößerung er mit der größten Sorgfalt selbst überwachte, einige Broschüren entrüstet zur Seite mit den Worten: „Wir scheinen in ein Zeitalter der schrankenlosen Erotik hineinzutreiben." Er, der wie kein zweiter Erfahrungen auf dem Gebiete funktioneller sexueller Störungen gesammelt hatte und der schon in seiner Moabiter Zeit die funktionellen Störungen der männlichen Geschlechtsorgane für das v. ZIEMSSENsche Handbuch geschrieben hatte, lehrte immer wieder auf diesem Gebiete die größte Zurückhaltung und Vorsicht. „Nur nichts Sexuelles hineinreden! Ausreden, Ablenken ist die Hauptsache."

Gerade das Gesunde, Sittliche in CURSCHMANNS Persönlichkeit übte einen merkwürdigen Zauber auch in erzieherischer Beziehung auf seine Kranken und Schüler aus.

Daß eine so in sich geschlossene Persönlichkeit, ein so erfahrener Arzt, ein so begabter Pädagoge eine vortreffliche klinische Vorlesung abhielt, ergab sich von selbst. Ich habe jedenfalls nirgends eine bessere gehört. Gerade weil sie frei war von jeder Pose, von jedem eitlen Prunken mit Gelehrsamkeit, weil sie vor allem ärztlich war, wirkte sie so nachhaltig auf die Zuhörer.

Ich habe die klinische Vorlesung mehrere Jahre lang gehört. Immer wieder war ich überrascht, wie CURSCHMANN alles Stereotype im Vortrag vermied. Seine Vorlesung war immer wieder „neu" und interessant, weil er stets die Kranken und nicht ausschließlich die Krankheit besprach.

„Immer in der gleichen Weise über wiederkehrende Fälle zu sprechen, wäre mir selbst höchst langweilig!" pflegte er zu sagen.

Ich weiß, daß, als ich ihn zum dritten oder vierten Mal über Asthma sprechen hörte, ich mit demselben Interesse zuhörte, wie das erste Mal. Infolge seiner großen Erfahrung war er immer wieder in der Lage, von besonderen Fällen berichten zu können. Das Idiosynkrasie-Moment besprach er damals schon sehr eingehend.

Niemals zwang CURSCHMANN einen Assistenten, ein bestimmtes Thema zu bearbeiten. Gewiß gab er bei der Visite interessante Hinweise und Fragestellungen, und es freute ihn, wenn man sie aufgriff. Aber ebenso freute es ihn, wenn man mit eigenen Ideen zu ihm kam. Jedes Thema, von dessen Bearbeitung er sich etwas versprach, war ihm recht, und er förderte die Arbeit in der freigebigsten Weise. Apparate, Bücher, alles, was man brauchte, bewilligte er gern. Einen wohlwollenderen und bereitwilligeren Förderer experimenteller Arbeit kann man sich nicht denken. Und so machte er Schule gerade deshalb, weil er nichts weniger war wie ein Schulmeister und weil es gar nicht in seiner Absicht lag, eine lediglich von ihm inspirierte Schule ad majorem gloriam seiner Person zu bilden.

CURSCHMANNS Persönlichkeit stellte also eine besonders glückliche Verbindung eines geborenen Arztes mit einem Organisator großen Stils dar. Hygienische Grundsätze in den Krankenhausbau einzuführen, das verstand keiner seiner Zeitgenossen besser als er. Er verstand es aber gerade deshalb besser, weil ihm der Kranke der Mittelpunkt seines Handelns war. Unterbringung, Ernährung, Pflege beschäftigten ihn in gleicher Weise wie alle Fortschritte der Diagnostik und Therapie.

Mit der ihm eigenen Großzügigkeit sorgte er für die Bibliothek der Klinik und die Hilfsmittel des Laboratoriums. Alle wichtigen Zeitschriften des In- und Auslandes wurden gehalten. Keine klinische Bibliothek Deutschlands dürfte über vollständigere Serien von Zeitschriften verfügen als die Leipziger. Auch das ist CURSCHMANNS Verdienst.

Die sog. neuen Baracken, das Seuchenhaus im Krankenhaus St. Jakob sind nach seinen Plänen gebaut.

Das sog. Siechenhaus hatte er im Influenzajahr 1889 für die Klinik geradezu „erobert". Es war für die Siechen gerade fertig geworden, als die Influenza kam und CURSCHMANN es sofort für die Kranken mit Beschlag belegte. Es blieb dann bei der Klinik.

Leipzigs hervorragender Oberbürgermeister GEORGI hatte volles Verständnis für CURSCHMANNS Persönlichkeit. Unter seinen Nachfolgern aber hatte er manchen Strauß auszufechten gegenüber bureaukratischer Einseitigkeit. Seine Doppelstellung als ord. Professor und Direktor der Klinik und gleichzeitiger Oberarzt am städt. Krankenhaus bereitete ihm vielfach Schwierigkeiten, die er in Hamburg nicht gekannt hatte. Er hat sie meist siegreich überwunden.

Seine eigene wissenschaftliche Arbeit in Leipzig galt vor allem seinem klassischen *Typhuswerk*.

Früh erkannte er die Bedeutung der *Leukozytose* für die Diagnose und Prognose septischer bzw. eitriger Prozesse, insbesondere für die Perityphlitis.

Seine *klinisch-topographischen* Studien haben wir schon erwähnt. Es sind ferner zu nennen seine wichtigen Arbeiten über die *Aortensklerose*, über *Pneumokokkeninfluenza*, über *Schiefstand des Kehlkopfes*, über die *Behandlung großer Herzbeutelergüsse*, über *Arthritis deformans* usw.

Überall, auch in seinen Arbeiten zeigt er jenen scharfen Blick für das Wesentliche, das Praktische. Beim Kranken sucht er, findet er seine Fragestellungen. Seine Überlegungen und Feststellungen sollen vor allem den Kranken zugute kommen. Er ist vor allem Arzt. Auch wenn er in der Medizinischen Gesellschaft, deren Vorsitzender er viele Jahre hindurch war, das Wort ergreift, sind es vor allem ärztlich-praktische Fragen, die er erörtert.

In der Klinik aber will er vor allem praktische, *wirklich* praktische — wie er oft betonte — Ärzte ausbilden. Und das ist ihm in hervorragendem Maße gelungen. Auch wir CURSCHMANN-Schüler sind sicher durch seine große ärztliche Persönlichkeit vor Einseitigkeit bewahrt geblieben.

Sein Verhältnis zu seinen Assistenten und Schülern war ein in jeder Hinsicht ideales. Wie alle wußten, daß er — bei aller Strenge im Dienst — uns allen ein warm empfindender, väterlicher Freund war. Immer war er bestrebt, für uns zu sorgen, uns zu fördern.

Er war keiner jener „kaltschnauzigen" Chefs, die nur an sich denken. In Hamburg hatte er seinen Assistenten eine Kegelbahn bauen lassen, damit sie nicht „außig" würden!

Wir alle fühlten uns in seinem gastfreien Hause heimisch. Wenn er mit uns an dem ovalen Tische seines Zimmers saß und uns als hervorragender Goethekenner Ergebnisse seiner

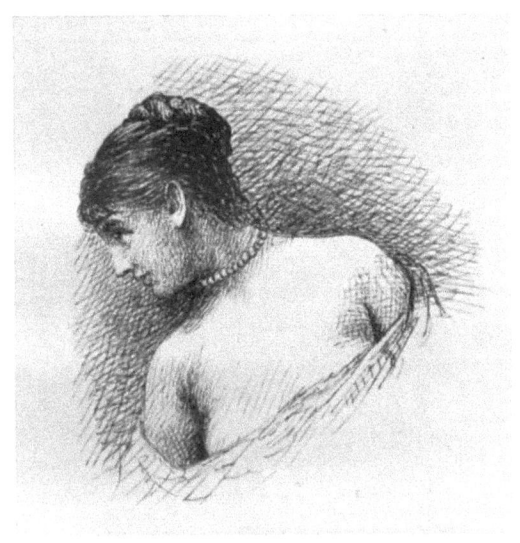

Studie.
Federzeichnung 1888.

Goethestudien mitteilte, oder uns als wirklich künstlerisch veranlagter Kunstwissenschaftler einen Vortrag über die Bildnisse Alexanders des Großen hielt, oder uns aus seiner großen Sammlung herrliche Stiche zeigte, dann sahen wir bewundernd zu dem Manne empor, der noch mehr war wie ein großer klinischer Lehrer. Jede wahre Größe findet ihre Erklärung in der Persönlichkeit. HEINRICH CURSCHMANN war vor allem auch ein guter und gerechter Mensch. Das bewies er nicht nur in der Klinik, sondern auch als Examinator und als wirklicher Freund seiner Schüler. Unermüdlich suchte er die von ihm als tüchtig erkannten Schüler zu fördern. Dieses persönliche Interesse für die studierende Jugend überhaupt trat ganz besonders deutlich in Erscheinung während seines Rektoratsjahres. Und die Jugend hat es ihm gedankt. Keiner, der ihn gekannt, wird ihn vergessen.

Als wir den Lehrer und Meister zur letzten Ruhe geleiteten, da empfanden wir alle, die wir ihm im Leben näher treten durften: *Seine große Persönlichkeit stirbt nicht, sie wirkt weiter.*

Kunst und Dichtung.

Von HANS CURSCHMANN-Rostock.

Es ist in den vorausgehenden Kapiteln schon oft ausgesprochen worden, daß unser Vater sowohl als Arzt und Wissenschaftler, wie auch als Mensch ausgesprochen künstlerische Anlagen hatte; gemäß der alten Erfahrung gerade bei Medizinern, die wohl häufiger als die meisten anderen Akademiker solche Interessen und Talente besitzen und pflegen. Ich erinnere nur an die ausgezeichneten Musiker und Geiger STRÜMPELL und HIS, an die Dichter RICHARD VON VOLKMANN und HANS MUCH und den Komponisten BILLROTH, dem bisweilen ein Lied gelang, dessen sich sein Freund JOHANNES BRAHMS nicht geschämt hätte.

Nicht die Musik, sondern die bildende Kunst hat unseren Vater von früher Jugend an begleitet und ihm, wie wenig andere Dinge, das arbeitsreiche Leben besonnt. Irgendeine „erbliche Belastung" mit künstlerischen Interessen oder Talenten läßt sich ebensowenig erweisen, wie ein bildender und leitender Einfluß, der den Knaben oder Jüngling traf. Als seine kleine Hand den Bleistift und Griffel zum Schreiben empfing, begann sie auch bereits zu zeichnen. Schon der Sechsjährige porträtiert den Vater ungelenk, aber merkwürdig ähnlich und mit 10 Jahren zeichnet er Bildnisse der Eltern und anderer Gießener, die in der anspruchslosen Stadt und Zeit Aufsehen erregten. Vorbilder fehlten fast ganz. Im Städtchen gab es *eine* Familie, die — neben den mehr oder minder mangelhaften Ahnenbildern — einige „Originalölgemälde" an die Wand gehängt hatte. Der kleine HEINRICH hat sie oft, wie ein Wunder, angestaunt.

Einen Zeichenlehrer hat es wohl gegeben; ein Maler oder Bildhauer haben in Gießen damals aber schwerlich existiert. So war der Knabe auf eigene Impulse und die schwächlichen Vorbilder der illustrierten Familien- oder Witzblätter angewiesen. Er kopierte viel mit sicherem, spitzen Stift und hat zahlreiche Skizzenbücher gefüllt. Bald genügte ihm der mattschwarze Strich nicht mehr. Er begann, das „betende Kind", den „Gang durchs Korn" und ähnliches mit Geschmack zu aquarellieren und hat sogar Gartenlaubenillustrationen in kleine Ölbilder transponiert, von denen einige heute noch existieren. Ohne Kenntnis von Farbe und Technik erlebte er dabei das Pech, wie er noch später öfter erzählte, daß das Weiß, mit dem er feinsäuberlich die Lichter auf Nasen, Wangen und Mahagonimöbel setzte, sich rasch in Schwarz verwandelte.

Er hat anscheinend mehr abgezeichnet, als selbst entworfen, und zwar — ganz entsprechend seiner stets auf Präzision und Vollendung gehenden Art — mit großem Fleiß und peinlicher Genauigkeit. Eigentliche Zeichenfehler, Verstöße gegen die elementaren Gesetze der Form (die damals noch galten), finden wir in seinen Zeichnungen fast nie. Freie Erfindungen, selbst Karikaturen, sind eigentümlich selten; und, was an derartigen Produkten den Rand seiner Schulbücher zierte, war zwar recht nett, aber nie überraschend oder irgendwie phantastisch.

Es war wohl ein Glück, daß der stille, heiße Wunsch des Knaben, Maler zu werden, zuerst an den knappen Mitteln des Vaters, alsdann an dem allmählich immer stärkeren Überwiegen biologischer Interessen scheiterte. In späteren Jahren noch haben wir oft von ihm gehört, gerade in Zeiten, in denen er emsig zeichnete und malte: Welches Glück, daß er nicht Maler geworden sei! Er wäre das Produkt einer allzu schwachen und sterilen Kunstepoche geworden! (Man denke an die Durchschnittsmalerei der 60er und 70er Jahre des vergangenen Jahrhunderts!). In der Mainzer Assistentenzeit ruhten Stift und Pinsel. Auch der junge Praktiker und Habiliturus fand nur ausnahmsweise (etwa, wenn es der jungen Braut und Frau galt) Zeit zum Zeichnen.

Hier in Berlin aber begann seine Beschäftigung mit der Kunst der Meister und der Werdenden. In die großen Museen kam er wohl nicht viel, weit öfter in die kleineren Kunstausstellungen. Es war die Zeit, da ARNOLD BÖCKLIN seine ersten eigenen (von der SCHIRMERschen Schule gelösten) Fabellandschaften und -wesen bei GURLITT ausstellte. Das allgemeine Entsetzen galt den „unmöglichen" Farben nicht minder, als den ebenso „unmöglichen" Stoffen. Unser Vater hat ohne Zweifel Reiz und Größe dieser neuen, fast traditionslosen Kunst ganz früh erkannt und sich für sie und gegen ihre empörten Kritiker eingesetzt. Vielleicht trug der Verkehr mit dem jungen Kunstschüler HERRMANN PRELL in Berlin äußerlich ein wenig zu dieser „modernen" Orientierung C.s bei. PRELL, den die Kunsthistoriker des fin de siècle, z. B. MUTHER als „akademischen Kitschier" nicht einmal der Erwähnung würdigen, war damals jung und darum rerum novarum cupidus. Er bewunderte seinen größeren Mitschüler MAX KLINGER gewaltig: „denken Sie", erzählte er unserem Vater, „der macht einen BEETHOVEN, der ist ganz nackt!" (Daß der Plan zu seinem gewaltigsten plastischen Werk schon den jungen unter A. v. WERNER und GESELLSCHAP schmachtenden sächsischen Kunstakademiker KLINGER in den 70er Jahren beschäftigte, werden die wenigsten wissen. Unser Vater hat es nie vergessen.) Neben FEUERBACH, BÖCKLIN und KLINGER liebte er MENZEL, und als einer der ersten deutschen Väter kaufte er bereits Ende der 70er, Anfang der 80er Jahre seinen Kindern Bilderbücher des großen englischen Illustrators WALTER CRANE, anderthalb Jahrzehnte, bevor diese feine und trotz aller Süße vornehme englische Illustrationskunst zum Paten des nun längst verblichenen deutschen „Jugendstils" wurde. Wir sind unserem Vater zeitlebens dankbar geblieben dafür, daß er uns von den Bilderbuchjahren an zu guter Kunst erzog; zu einer Zeit, da das „künstlerische Bilderbuch" noch eine seltene Ausnahme war und nicht eine Selbstverständlichkeit, wie jetzt. Ich weiß noch wie heute, wie er mir, dem Sextaner, klarzumachen versuchte, daß die schwächlichen Ludwig-Richter-Epigonen (PLETSCH, MOHN u. a.) nicht nur im Format klein seien gegenüber den CRANE und seinesgleichen.

Bezüglich der modernen Kunst ist er übrigens einigermaßen bei den deutschen und anderen Neuidealisten und dem soliden, maßvollen Impressionismus der guten deutschen Landschaft etwa der Schönleberzeit geblieben. Der Freilichtmalerei, dem tendenz-betonten Naturalismus der Armleutemaler, dem zünftigen, vielformigen Impressionismus der l'art pour l'art-Künstler stand er lange, innerlich wohl zeitlebens ablehnend gegenüber. Ich weiß noch, wie heute, wie mich als Jüngling seine ablehnende Haltung gegenüber FRITZ VON UHDE, dem von mir so heiß Verehrten, empörte. Die unhistorischen Narrenstreiche des echten oder simulierten Expressionismus hat er in den Anfängen miterlebt und als pathologisch abgelehnt.

Je reicher das Leben unseres Vaters äußerlich wurde, desto mehr hatte er Gelegenheit, auf Reisen Kunst zu genießen. Er hat wohl zwei Jahrzehnte lang keine der großen Münchner und Berliner Kunstausstellungen versäumt und war ein erstaunlicher Diagnostiker der künstlerischen Handschriften, besonders der Maler; eine Neigung, die er seinen Söhnen übermittelte. Er kaufte auch gern, besonders Landschaften, seltener Figürliches junger Künstler, niemals „Namen". Den „Nünneke" (so nannte er die Raffkes seiner Zeit), der um jeden Preis einen (wenn auch noch so winzigen und schundigen) STUCK oder LIEBERMANN für seine „Galerie" erwerben mußte, aber an der Not und dem Talent der Unbekannten, Aufstrebenden vorüberging, hat er stets verachtet. Ohne aufdringliches oder gar ausnützendes Mäzenatentum hat er manchen schwer ringenden jungen Künstler durch Aufträge und auch sonst gestützt; so den jungen C. W. ALLERS, der vor seiner Verflachung zweifellos ein exzeptionelles Zeichentalent war, die Leipziger M. MOLITOR und FRIEDR. LANGE und noch manche andere. Mit C. W. ALLERS, dem robust witzigen Hamburger, verband unser Haus eine lange Freundschaft. Übrigens kaufte unser Vater auch gern Zeichnungen und Aquarelle „obsoleter" Künstler (HERM. KAUFMANN, JORDAN u. a.) und zeigte uns an ihnen und ihrer ungebundenen Art, wie wenig sich in der ursprünglichen Erfassung der Natur diese Alten von den Jungen und Jüngsten verschiedener Richtungen unterschieden.

Daß er Kopien nach italienischen Renaissancemeistern liebte und sein Haus mit ihnen schmückte, war für seine Neigung zu dieser Kunstepoche höchst charakteristisch.

Er hat Italien von Verona bis Syrakus durchreist und auch — sogar mit besonderer Vorliebe — die kleinen Stätten großer Kunst besucht: Siena, Perugia, Pisa, Vicenza, Padua und viele andere. Malerei, Architektur und Plastik fesselten ihn in gleichem Maße. Seine Liebe galt in der Malerei weniger den Primitiven (z. B. GIOTTO) und den Meistern der florentinischen oder umbrischen Frührenaissance, vor allem nicht solchen mit der Note der Süßlichkeit und der Stereotypie (wie FRA FILIPPO LIPPI, FRA ANGELICO DI FIESOLE oder BOTTICELLI), sondern weit mehr der echten Vollendung, sogar einer gewissen Spätreife. Er hat — zum Beispiel sei es angeführt — ANDREA DEL SARTO mehr geschätzt, als die heute höher gewerteten primitiveren Florentiner (wie MASACCIO und GHIRLANDAJO). Besonders haben ihn stets die Venezianer angezogen. GIORGONE, die BELLINIS, PALMA VECCHIO, BORDONE und auch kleinere Meister von großer Anmut, wie BONIFACIO, hat er immer wieder aufgesucht und Kopien als Proben ihrer Kunst mit nach Hause gebracht. Höher, als alle, stellte er TIZIAN, dessen ungeheures Werk in Venedig und Florenz er uns selbst mit heiligem Eifer zeigte; er hat nie verhehlt, daß ihm TIZIAN viel mehr war, als selbst RAFFAEL, den er übrigens nicht weniger eifrig studiert hatte, wie den großen Venezianer, und — allerdings nur in ausgewählten Werken — selbstverständlich bewunderte. Kurz er ähnelte dem Kunstgeschmack seines großen seelischen Führers, des Italienreisenden GOETHE. Zur Plastik MICHELANGELOS hatte er ein stärkeres Verhältnis, als zu seinen Fresken. Von früheren Meistern stand ihm die Monumentalität MANTEGNAS besonders hoch; bemerkenswert bei der inneren Verwandtschaft dieses Ganzgroßen zu den späteren und kleineren Deutschen HANS VON MARÉES und FEUERBACH, die er gleichfalls so hochschätzte.

Am meisten aber von allen Italienern beschäftigte ihn das überragende dekorative Genie PAOLO VERONESES. Seine Werke hat er in Kirchen und Palästen immer wieder aufgesucht und in Nachbildungen gekauft, wie die keines zweiten. Nicht nur die wundervollen Deckenbilder aus St. Sebastiano und anderen Kirchen und Palästen Venedigs, sondern auch Unbekannteres, z. B. sämtliche dekorativen Malereien der Villa Maser Palladios (bei Vicenca) erwarb er in großen Abbildungen und versenkte sich tief in diese unerhört freie, formensprengende und doch noch formvollendete schmückende Kunst.

Als der Kliniker CURSCHMANN vor dem „Professorium" in Leipzig einst einen Vortrag zu halten hatte, lautete sein Thema nicht, wie die Eingeweihten erwartet haben mögen, „die Nervosität unserer Zeit" oder „Krankheit und Altern" oder ähnlich, sondern „PALLADIOS und VERONESES Werk, die Villa Maser"; wahrscheinlich zum stillen Kopfschütteln mancher medizinischer Zünftler und sicher zum Haaresträuben der Fachmänner.

Er sah die große Kunst der Italiener übrigens nicht nur, er las auch eifrig von ihr. Stets ein Feind vorgekauter, wenn auch noch so vollendeter Ästhetik (ich habe ihn nie über JAKOB BURKHARD oder WÖLFLIN sprechen hören), ging er auch hier an die Quellen: er war wohl der einzige deutsche Kliniker, der die große deutsche Ausgabe des GIORGIO VASARI besaß und eifrig studierte. Seine Begeisterung steckte uns Jungens an und als Unterprimaner erfreute ich meinen ahnungslosen Deutschlehrer mit einem Wahlvortrag über diesen vielgewandten Massenbiographen der italienischen Renaissance.

Daß den ebenso begeisterten als begabten Krankenhauserbauer C. die Architektur der Renaissance besonders fesselte, ist begreiflich; vor allem anderen galt sein hingebendes Interesse — auch hier wohl von GOETHE geleitet — dem ANDREA PALLADIO, dessen profane und kirchliche Bauten in Venedig, Florenz und Vicenza (vor allem die Villa Maser und das Teatro olimpico) er eifrig studierte. Auch in einem großen alten Palladiowerk sah ich ihn oft lesen.

In der Plastik begeisterten ihn MICHELANGELO, DONATELLA, VEROCCHIO und auch BENVENUTO CELLINI vor allem. Oft hat er vor den Medizäergräbern in Florenz gestanden und seinen Kindern immer wieder bekannt, daß keine Plastik über diese Meisterwerke MICHELANGELOS herausgekommen sei. Primitive Plastik — auch des deutschen Mittelalters — lag ihm etwas ferner, ebenso, wie die Plastik der modernen Zeit. Er hatte aber doch viel Freude an den liebenswürdigen alten barocken Holzschnitzereien süddeutscher und Tiroler Kirchen und mit Eifer und Geschmack hat er solche oft stark mitgenommenen Skulpturen selbst renoviert. Der neuerwachenden Plakettenkunst um 1900 brachte er viel Interesse entgegen. Mit der Antike hat er sich nicht oft beschäftigt. Auch hier waren ihm die Primitiven wohl etwas fremd, während die Alexandriner, vor allem der pergamenische Altar, ihn be-

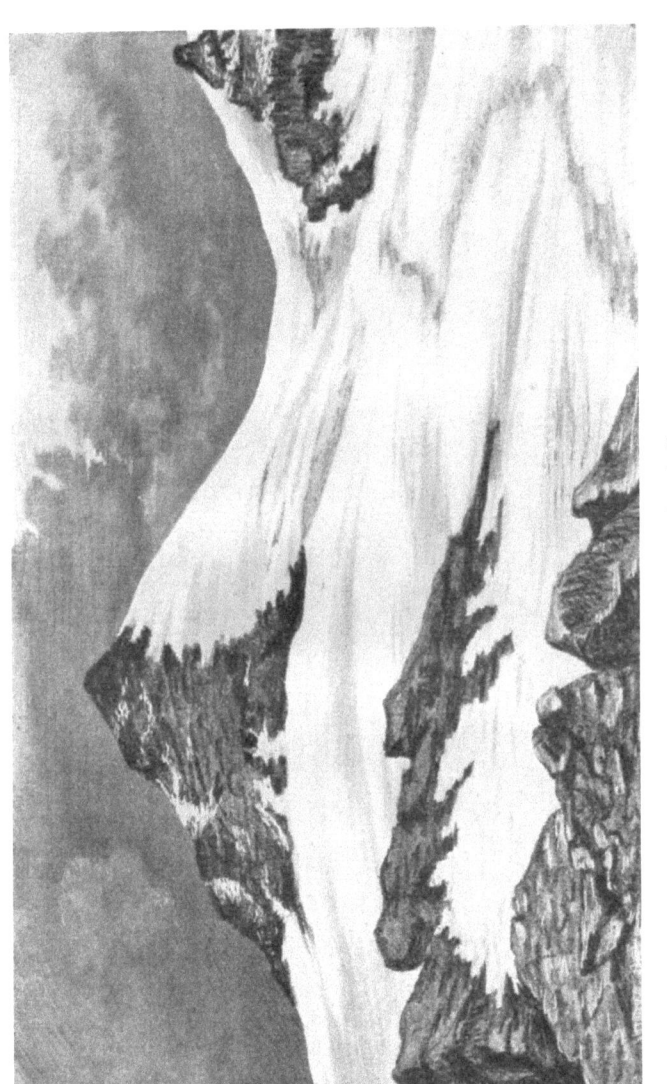

Theodulpass und Theodulhorn.
Zeichnung 1886.

geisterte. Seine einzige literarische Beschäftigung mit antiker Plastik galt einem interessanten Werk der hellenistischen Epoche, dem Kopf des verwundeten Galliers aus dem Museum von Gizeh bei Kairo, den er (gemeinsam mit dem Archäologen SCHREIBER) vom anatomischen Standpunkt analysierte.

Die deutschen Museen und die Hollands und Belgiens brachten ihm auch die großen germanischen Maler der Vergangenheit, die Deutschen des späten Mittelalters, und die Niederländer und Vlamen ihrer langen Blütezeit näher: DÜRER und HOLBEIN, HANS BALDUNG und GRÜNEWALD haben ihn gewiß lebhaft gefesselt, aber nicht so, wie die großen Italiener. Auch sein Verhältnis zu den großen Niederländern und Vlamen, von den Brüdern VAN EYK bis zu RUBENS und VAN DYK war mehr das der ehrlichen Bewunderung, als der Liebe. *Sie* galt vor allem wohl REMBRANDT, nicht nur den großen Tafelbildern der mittleren und späteren Zeit, sondern ganz besonders seinem Radierwerk, das er in der großen Pariser Nachbildungs-Ausgabe erwarb und oft im Kreise der Familie und Freunde durchsah. Vielleicht noch mehr aber liebte er FRANZ HALS, dessen Harlemer Doelenbilder er über alle andere niederländische Kunst stellte. Parallelen zu dem großen dekorativen Talent VERONESES lagen ihm da wohl nahe.

Wissenschaft, Klinik und Praxis überwucherten am Alltag die Neigung zum eigenen künstlerischen Schaffen; wenn ich von Gelegenheitsarbeiten für uns Kinder absehe, die in früheren Jahren zu schönen großen Zeichnungen, alle später in dicke Bände sorglich geklebt, führten. Die Ferien aber brachten ihm Zeit zur Betätigung. Nie reiste er ohne Skizzenbuch und Malkasten. Landschaften und Figürliches (vor allem Portraits) entstanden zahlreich; alle sehr fleißig, sehr korrekt, niemals flüchtig oder pseudogenialisch oder modisch; alles gute, zum Teil weit über Dilettantismus hinausgehende ehrliche Arbeit ganz im Geiste der 70er und 80er Jahre des vorigen Jahrhunderts. Einige Abbildungen werden seinen Stil und sein Streben kennzeichnen; die, wie so oft, nicht nur bei Dilettanten, weit ablagen von dem, was er in der großen Kunst liebte, dem technisch Vollendeten, kühn Dekorativen.

Dabei hatte er starkes Interesse für technische Dinge, liebte reine Techniken, aber auch neuartige, wie das Zeichnen auf gekreideten grauen Bogen, die durch Abschaben weiße Lichter produzieren lassen. (Das Selbstporträt in diesem Buch ist in dieser Technik gezeichnet.) Er malte selten in Öl, viel in Aquarell. Er hat sich stets gewünscht, das Radieren zu erlernen, dessen große Meister er besonders verehrte. „Wenn ich mich mal pensionieren lasse, ziehe ich fort und lerne radieren", hörten wir ihn oft sagen. Er hat es nicht erlebt.

Mit ungemeiner Sorgfalt zeichnete und kolorierte er die Abbildungen zu seinen eigenen wissenschaftlichen Arbeiten. Es gibt wohl keine der zahlreichen, formkorrekten, meist leicht schematisierten Abbildungen, die er nicht selbst mit größtem Fleiß und oft sehr langsam geschaffen hätte; ich nenne nur die Illustrationen zu seiner Topographie der Eingeweide, zur Perikarditis, zum Typhus ü. a. m. Auch Krankenhausarchitektonisches entwarf er selbst gern und gut; selbst für die kleinsten Dinge der Einrichtungen, Nachtschränkchen und Stühle, zückte er den Zeichenstift.

Neben der Beschäftigung mit bildender Kunst kam die „schöne Literatur" nicht ganz zu kurz, wenngleich unser Vater hier weit exklusiver war, als bei der ersteren. Wir dürfen nicht verschweigen, daß ihm alles Philosophische, alle „höhere Theorie" (z. B. auch in der Ästhetik) grau und gleichgültig schien. Er suchte des Lebens goldenen Baum, drum auch das Dichterwerk selbst. Schon den Knaben, den mutwilligen Gefährten des talentvollen, aber früh versandeten ERNST ECKSTEIN, beschäftigten vor allem die Klassiker; wenn die beiden die Schule schwänzten, so naschten oder tranken sie nicht, sondern lasen gemeinsam irgendwo in freier Natur

Goethe oder Schiller. Goethe ist seine Liebe durchs Leben geblieben, während er den „braven Schiller" früh überwunden hat. Immer begleitete ihn ein Band Gedichte, der Faust oder Götz. Er hat nie aufgehört, Goethe zu lesen. Wenn er auf irgendein Modewerk gewiesen wurde, das man lesen müsse, meinte er meist, „ich bin mit Goethe noch nicht fertig!" Das war bei ihm aber keine Phrase, wie sie es bei manchen Snobs des literarischen Konservatismus sein mag. Er war Mitglied der Goethegesellschaft und studierte mit Sorgfalt, aber Kritik ihre zahlreichen Publikationen; wobei er die Literatur der Wäscherechnungen und Wirtschaftsbücher mit Spott ablehnte. Stolz sah er auf die gewaltige Bändezahl der großen Goetheausgabe der Großherzogin SOPHIE VON WEIMAR; ihr Vollständigwerden hat er nicht erlebt Daneben sammelte er mit Eifer alte und neue Goethebücher, vor allem auch Erstausgaben. Die gesamte Goetheliteratur barg ein besonderer Schrank, den er selbst entworfen hatte. Er hat uns alle zu Goethe zu erziehen versucht. Wie sehr ihm das bei der Gattin gelungen war, zeigte ein Abreißkalender, den unsere Mutter ihm wenige Jahre vor seinem Tode entworfen hatte: jeder Tag enthielt ein Goethezitat. Der einleitende Spruch dieses Kalenders schmückte am Beerdigungstage unseres Vaters seine Büste.

> Weite Welt und breites Leben,
> Langer Jahre redlich Streben,
> Stets geforscht und stets gegründet,
> Nie geschlossen, oft geründet,
> Ältestes bewahrt mit Treue,
> Freundlich aufgefaßt das Neue
> Heiterer Sinn und reine Zwecke:
> Nun, man kommt wohl eine Strecke!

Jeder, der ihn kannte, wird zugeben, daß er nach diesem Worte, das er so liebte, gelebt hat.

Er war übrigens kein einseitiger Laudator temporis acti der Dichtung. In späteren Jahren hat er mit Eifer versucht, die ,,Moderne" kennen zu lernen. Er zwang sich dazu, indem er beispielsweise auf längeren Reisen nichts als eine Auswahl ,,Modernster" (die ihm sein Sortimenter auszusuchen hatte), in seine riesige Ledertasche verstauen ließ. Manches flog bei solcher Gelegenheit aus dem Coupéfenster! Aber mit anderen hat er sich doch befreundet; nicht mit GERHART HAUPTMANN, nicht mit SUDERMANNschen Theaterstücken (wohl aber dessen Prosa), am meisten mit den Lyrikern und Balladendichtern.

Wir Söhne halfen ihm zu LILIENCRON, den er sich gern vorlesen ließ, und unsere Großmutter LOHDE hatte schon lange vorher FONTANE eingeführt . . . und als alte Berlinerin die JULIUS STINDISCHE Buchholzen, die zu rasch Vergessene. Und zuletzt, aber nicht am letzten: WILHELM BUSCH, dessen Zeichnungen er ebensosehr bewunderte, wie die witzige Weisheit seiner Reime.

Als Dritte im Bunde die *Musik*. Da sei vorweg bemerkt: unser Vater gehörte zu den seltenen Deutschen, die trotz (oder vielleicht wegen) ihrer Musikalität niemals ein Instrument gespielt haben. Wenn er auch dank seinem vorzüglichen Gehör viel Melodien nach kurzem Hören nachsummen oder trällern konnte, hat er nie gut gesungen. Viele Menschen haben unter der Suggestion seiner Hünengestalt ihm eine sonore, bassige Stimme zugetraut oder angedichtet. Er hat sie nie gehabt. Sein Organ war meist verschleiert, nicht ganz klar. Unser Vater, der HANS V. BÜLOW oft behandelt hatte, erzählt von diesem witzigen Meister folgende ,,diesbezügliche" Bemerkung: ,,Herr Doktor, Sie müssen einen Heldentenor haben, Ihre Stimme ist auch immer so heiser!"

Ein Musikgenießer aber war er Zeit seines Lebens. Schon in Mainz besuchte der junge Assistent die Oper öfter als die Kneipe, und prägte sich für immer die Melodien der deutschen Romantiker, WEBERS, MARSCHNERS, KREUZERS, FLOTOWS, der guten gleichzeitigen Franzosen, vor allem aber

LORTZINGS ein. Mit dessen Opernweisen und dem blutigen 48er Heckerlied („33 Jahre währt die Knechtschaft schon") pflegte er in frühen Ehejahren seine Kinder zur Ruhe zu singen. Und wie oft hat er mein musikalisches Gehör an Gesängen aus der Undine, dem Waffenschmied und der Jüdin geprüft! Die Arie des Kühleborn aus der Undine (O, kehr' zurück...) war ihm ein besonderer Liebling. Zu seinem 64. Geburtstag hatte ich sie heimlich in Berlin fürs Grammophon gesungen. Er hat diese Überraschung nicht mehr erlebt, die Platte nie gehört. Denn er starb $1^1/_2$ Monate vor diesem Geburtstag.

In unserem Elternhaus wurde unserem Vater zur Freude (unsere Mutter war nicht eigentlich musikalisch) viel musiziert. In Hamburg, wo die Assistenten nicht so sehr sub specie scientiae ausgewählt wurden, gab es treffliche Musiker, besonders Sänger, unter ihnen: FELIX WOLFF, sein und unser aller lieber Freund, der vorzügliche Tuberkuloseart, sang äußerst musikalisch Tenor, und in der gleichen Tonart glänzten der ehemalige Leipziger „Lyrische" AUGUST PIELKE (vor kurzem als Geheimrat und berühmter Facharzt für Sänger gestorben) und HUGO SCHULZ. WOLFF sang alles, PIELKE Arien seines Faches und der dicke blasse HUGO SCHULZ im wesentlichen schmissige Operettenlieder. Wie oft haben wir sie gehört und wie lange nicht mehr!

Daß ich — als Student ziemlich gründlich geschult — unserem Vater mit meinem Singen Freude gemacht habe, sei bescheiden vermerkt. Er lernte so auch SCHUBERT, SCHUMANN, LOEWE, BRAHMS und HUGO WOLFF näher kennen als vorher. Für seine — nicht nur reinmusikalische — Kritik bin ich ihm noch später dankbar gewesen: zum Beispiel, wenn er sich energisch und heiter verbat, daß ich als 20jähriger in fröhlicher Gesellschaft SCHUBERTS „Greisengesang" oder seine „Grenzen der Menschheit" sänge!

In späteren Jahren hat er WAGNER bewundern, in vielem lieben gelernt. Die Werke der mittleren Periode, Lohengrin und Tannhäuser, lagen ihm wohl am nächsten. Aber er hörte sich auch in den Ring hinein, die Meistersinger verehrte er (auch als Dichtung) und ich habe neben ihm gesessen, als er zum ersten Male immer mehr ergriffen den Tristan hörte. Ihm, dem Vielbeschäftigten, der gegen Längen eines zu hörenden Werkes, das ihn nicht fesselte, überaus empfindlich war, war schon beim ersten Erleben kein Takt des Tristan zu viel.

Anders war es mit „absoluter Musik". Er hat als langjähriger Abonnent der Leipziger Gewandhauskonzerte zuerst unter dem alten REINECKE, später unter NIKISCH viel reine Instrumentalmusik gehört; BEETHOVENsche oder SCHUBERTsche Symphonien sicher auch mit Genuß und der Empfindung ihrer Größe. Was darüber war, das war ihm aber vom Übel. Zu BACHschen Orgel- oder anderen Instrumental- und Chorwerken hat er nicht den Weg gefunden, und auch zur Versenkung in kammermusikalische Werke fehlten ihm Zeit und Muße; vor allem aber die Anregung, die im eigenen instrumentalen Unterricht der Jugendjahre liegt, der nun einmal beim Studium und Genuß absoluter Musik kaum ersetzbar ist. Dabei hat unser Vater aus dieser Beschränkung seiner musikalischen Aufnahmefähigkeit nie ein Hehl gemacht, sie sogar oft drastisch bekannt.

Aus der knappen Wiedergabe meiner vielfältigen Erinnerungen geht wohl eins hervor: Kunst und Dichtung waren unserem Vater mehr als ein Schmuck, mehr als ein belebendes, ablenkendes Stimulans des arbeitsvollen Lebens; sie waren ihm von der Jugend bis zum Grabe ein Teil seines Lebens, so wichtig und wertvoll, wie die Arbeit selbst.

Krankheit und Ende.

Von HANS CURSCHMANN-Rostock.

Es wäre nicht im Sinne des lebenden HEINRICH CURSCH-MANN gewesen, auch nur ein Wort über seine Krankheit zu verlieren. Fragen nach seinem Befinden empfand er stets als unnötig, von Fremden als aufdringlich, und nichts Schlimmeres konnte ihm geschehen, als, wenn man ihn wegen irgendeiner Gesundheitsstörung bedauerte. Er war der Meinung, daß jegliche Krankheit nur den Betroffenen angehe und von ihm — unbeschadet ärztlicher Behandlung — so ruhig und unauffällig, als möglich, getragen werden müsse; eine begreifliche Reaktion gegen die lebenslange Beschäftigung mit krankheitssüchtigen, nach Öffentlichkeit und Mitleid dürstenden Patienten; eine Reaktion, die wir bei vielen Ärzten finden, und die nicht wenige dazu bringt, gleich unserem Vater, ernste Leiden bis zur Schwelle des Todes still und wortlos zu tragen.

Trotzdem glaube ich, daß die vielen Freunde unseres Vaters — die meisten sind ja Ärzte —, ein berechtigtes Interesse daran haben, über seine Krankheit und sein Ende einiges zu erfahren; Pathographien großer Menschen, nicht nur solche psychopathischen Inhalts, sind ja mit Recht von jeher als ein gültiger Teil der Persönlichkeitsschilderung angesehen worden, den man dem kleinen Kreise der Biographieleser ebenso schuldig ist, wie die Schilderung glücklicher Zeiten des Aufbaus.

Es ist in ärztlichen Kreisen bekannt, daß unser Vater einem tuberkulösen Leiden der Nebennieren erlegen ist. Er lebte zu einer Zeit, da man seine hünenhafte Statur fast für unvereinbar mit Tuberkulose hielt; zu Unrecht, wie wir längst wissen. In seiner Familie bestand von Mutters Seite her eine ausgesprochene tuberkulöse Belastung, während der Mannesstamm der CURSCHMANNS ungewöhnlich gesund und langlebig zu sein pflegte; wie das Bild seines Vaters, des Gießener Lehrers, mit seinen 8 Brüdern, alle zwischen 45 und 70 Jahre alt, beweist. Die Mutter hatte sich bei der Pflege ihres dritten an Tuberkulose früh verstorbenen Sohnes THEODOR anscheinend infiziert und kränkelte seitdem an multipler Caries, der sie, anscheinend infolge Hinzutretens einer Amyloidose, im Alter von 66 Jahren erlag. Auch der andere Bruder unseres Vaters, der ausgezeichnete Pädagoge und Friedberger Realgymnasiumdirektor FRITZ CURSCHMANN, starb mit etwa 42 Jahren an einer mit Diabetes verbundenen Lungentuberkulose.

Unser Vater hat, als junger Mann lang, schmal und oft überarbeitet, bei seinem Berliner Debut anfangs für schwindsüchtig gegolten, wie er uns in den Zeiten seiner späteren 125 kg öfter schmunzelnd erzählte. Damals sicher zu Unrecht. Aber während seiner ersten Ehejahre, etwa im Jahre 1875 oder 1876, erkrankte er tatsächlich an einer anscheinend sehr schweren tuberkulösen Pleuritis, die nach der Schilderung unserer Mutter einen lebensgefährlichen Charakter gehabt haben muß und lange Zeit subjektive und objektive Reste erkennen ließ. Er hat sie aber schließlich völlig überwunden und blieb nun Jahrzehnte lang sehr gesund. Seine Korpulenz war anscheinend konstitutionell bedingt und hat ihn nie belästigt. Trotz ihr war er ungemein beweglich, sprang Treppen, lief auf der Straße im Sturmschritt, wie ein schlanker Jüngling, und war ein sehr ausdauernder Tourist, wenn er in Tirol, in der Schweiz, in Thüringen oder im Erzgebirge Berge kraxelte. Ich habe manche Paß- und Hüttenwanderung mit ihm gemacht und es miterlebt, wie in einer Ötztaler Gaststube sich einige darüber wunderten, daß ein „gar so dicker Stadtherr" *so* bergsteigen könne; worauf ein biederer Holzknecht die offenherzige Erklärung dieses Phänomens gab: „a groß Viech hat halt a groß Kraft!"

Diese „groß Kraft" hatte er tatsächlich in körperlicher, wie in nervöser Beziehung. Er hatte bis ins Alter eine fabelhafte Arbeitsfähigkeit und Widerstandsfähigkeit gegen körperliche, geistige und — gesellschaftliche Strapazen. Abgesehen von einer kurzen Phase schwerer „psychogener Depression" nach einem heftigen Streit mit seinem bureaukratischen Met- und Antagonisten, dem Verwaltungsdirektor Lundt am Hamburger Krankenhaus, hat er Schlaflosigkeit nie gekannt — auch dann nicht, wenn er, wie stets nach Gesellschaften, einige Riesentassen schwersten Kaffees getrunken hatte. Auch sein Appetit blieb bis in die letzten Monate hinein ausgezeichnet. Nach einer Sprechstunde, die nie kürzer als $3^1/_2$—4 Stunden dauerte, und einem äußerst eiligen Mittagessen genügte ihm $^1/_4$ Stunde Schlaf zur Wiederherstellung seiner Arbeitsfähigkeit für den Rest des Tages.

Bei seinem überaus arbeitsreichen Leben — er saß stets um 7 Uhr früh am Schreibtisch und schaffte regelmäßig bis gegen 9 Uhr abends — hatte er in späteren Jahren längere Ferien nötig, die er stets teilte: im Frühjahr 3 Wochen, im Herbst 4—6 Wochen waren ihm Bedürfnis. Er verbrachte sie mit Vorliebe in der Schweiz und Tirol, anfangs oder am Ende einige Kunststädte absolvierend; den Schluß bildete stets sein geliebtes Schloß Labers in Meran, wo er herrliche südalpine Natur im Kreise hervorragender und meist liebenswürdiger Menschen — ich nenne nur Paul Heyse, Max Kalbeck, den Kirchenrechtler Friedberg, den General Graf Schlieffen, die Hamburgerin Frau Furken und manche andere Hamburger und Bremer — genoß.

So blieb er frisch und arbeitsfähig auch noch zu einer Zeit, wo die sichtbaren Spuren seines Leidens bereits seit langem aufgetreten waren. Ich meine die fabelhafte Neigung zum „Einbrennen" auf nur kurze Besonnung, die er bereits ca. 10 Jahre vor seinem Tode zeigte und anfangs mit einem gewissen Stolz als sein „Sommerkolorit" belächelte und noch 1906 auf dem ausgezeichneten Pastellporträt HOFERS unter dieser Signatur wiedergeben ließ. Diese Neigung zur Pigmentierung war zweifellos schon das Frühsymptom seiner — schließlich tödlichen — Nebennierenerkrankung. Wenn er, im April aus Meran kommend, bereits tiefgebräunt auf dem Wiesbadener Medizinischen Kongreß erschien, haben so manche Kollegen im Scherz von „CURSCHMANNS Addison" gesprochen, nicht ahnend, daß der mächtige, lebensfrische Mann dies Leiden wirklich in sich trug. Er hatte es bald erkannt, wenn er es auch nie ausgesprochen hat. Ich entnehme das daraus, daß er — trotz der notorischen Langlebigkeit der CURSCHMANNS — stets prophezeite, er werde die 60 nicht viel überschreiten.

Bis zum Jahre 1907 blieb er auf der Höhe körperlicher Frische. Damals, während einer Kongreßreise nach Lissabon, erwarb er in Madrid eine sehr schwere Magendarm-Infektion. Er kam angegriffen und magerer geworden zurück und hat die alte körperliche Fülle und Kraft nicht wieder erreicht. Er magerte langsam etwas ab, wurde auch ernster, stiller. Seine Arbeitsfähigkeit und sein reicher, rascher Geist blieben dieselben. Er wußte uns alle über sein subjektives Befinden zu täuschen, seine objektiven Symptome sorgsam und erfolgreich vor seiner Frau verbergend. Nie hat er einen Arzt in diesen Jahren befragt. Er kannte seine Diagnose und die Prognose so genau, daß ihm jede Untersuchung und vor allem jede familiäre Diskutierung seiner Leiden mit Recht „töricht" und unnötig schien. Er litt, ohne zu klagen und fand, daß dies die bessere Art sei, Leiden zu tragen.

Im März und April 1910 wurde er anscheinend zunehmend schwächer. Damals hat er in Meran zum ersten Mal wirklich geklagt; nicht zu unserer Mutter, sondern zu unserer alten Freundin, Frau FURKEN: ,,Sie glauben gar nicht, wie scheußlich ich mich fühle" das war wohl das einzige Wort, das er über sein Befinden — vor dem akuten Ende — einmal zu einem Menschen geäußert hat.

Am 21.—23. April waren wir mit ihm in Wiesbaden zum Kongreß zusammen. Er war stiller als sonst, auch weicher, körperlich durch zunehmende relative Abmagerung und besonders tiefe Bräunung verändert. Er nahm an allem teil; nur, daß ihm gewisse Dinge unbequem und anstrengend waren. So fiel mir auf, daß er — sonst korrekte Kleidung für Selbstverständlichkeit haltend — zum Festessen im grauen Reiseanzug, nicht umgezogen, erschien. Bei und nach jenem Essen versammelte er seine ,,Leipziger Schule" um sich, KREHL, HIS, ROMBERG, PÄSSLER, HIRSCH, STADLER u. a. und war so froh und freundlich mit ihnen, wie seit Jahren nicht; wohl im Bewußtsein des letzten Males.

Von Wiesbaden rief ihn eine Konsultation nach Schlangenbad. Er fuhr im offenen Auto, nur mit Sommermantel bekleidet, und erkältete sich sehr. Krank kam er etwa am 26. April nach Leipzig zurück. Er hatte, scheint es, kaum Fieber, nur größte Schwäche, subjektiv schwerstes Krankeitsgefühl. In die Klinik ist er nur noch wenige Male gegangen. Zu Hause hat er aber immer noch gearbeitet, auch Patienten empfangen, wenige Tage vor seinem Tode eine Tante meiner Frau, die die Sorgfalt seiner Untersuchung — trotz anscheinend großer Schwäche — nicht genug rühmen konnte. Dabei beschäftigten ihn seine Arbeiten, vor allem die 2. Auflage seiner Typhusmonographie, aber auch Gutachten und Briefe tagtäglich; und nicht weniger die Sorge um seine Kinder. 3 Tage vor dem Ende rief er mich — das war früher nie geschehen — von Leipzig aus telephonisch in Mainz an, um mir nach reiflichster Überlegung zu raten, mich (als 34jähriger) um die Nachfolge von LENHARTZ, das Direktoriat des Eppendorfer Krankenhauses, zu bewerben. Er sprach anscheinend sehr mühsam; ich verstand ihn kaum. Es ist mir immer eine wehmütige Freude und ein Ansporn gewesen, daß er an meine „Karriere" — trotz frühen Abschwenkens in die Krankenhauslaufbahn — geglaubt hat. Am 5. Mai wurde er sehr schwach. Trotzdem diktierte er noch den ganzen Nachmittag Briefe und Gutachten. Die zunehmende Somnolenz des Kranken veranlaßten die Berufung seiner Vertrauensärzte und Freunde JEROME LANGE und ERNST EGGEBRECHT, der ihm unter seinen Assistenten menschlich stets besonders nahe gestanden hat. Sie zogen den „Staatsrat", den ausgezeichneten Polikliniker FRANZ ALBIN HOFMANN zu. Die Ärzte fanden — neben den Zeichen der alten Addisonschen Krankheit — eine frische, leichte Nierenentzündung. Am Abend wurde der Kranke tiefer benommen, immer freundlicher Stimmung bleibend, dankbare Worte für seine Frau, sein GRETEL und den „rührenden LANGE" murmelnd. Dann wurde er komatös und ist am nächsten Vormittag, den 6. Mai, sanft eingeschlafen.

Er hat, wie ich schon sagte, sein Leiden genau gekannt und, wie ein Held, still getragen. Mir, von dem er wußte, daß ich seinen schriftlichen Nachlaß ordnen würde, hinterließ er auf einem Zettel seine Diagnose, ganz sachlich, genau so gefaßt, wie er sie für die Klinik vor einer Obduktion zu schreiben pflegte: In kurzen Stichworten erwähnt er — differentialdiagnostisch — den Bronzediabetes und lehnt ihn ab. Dann nennt er die *Addisonsche Krankheit* und schreibt wörtlich: „Fehlen von Addisonkachexie bei Nebennierenzerstörung (Nebennebennieren?)", eine Annahme, die sich bei der Obduktion völlig bestätigte. Sodann erwähnt er die Fälle von Addison ohne Bronzefärbung der Haut und diejenigen bei intakten Nebennieren infolge Erkrankung des Sympathicus, insbes. des Gangl. coeliacum und den von ihm zu den Nebennieren führenden Nervenästen.

Die Obduktion, die sein Freund und Kollege FELIX MARCHAND, der große Leipziger Pathologe, ausführte, bestätigte die Selbstdiagnose des kranken Klinikers bis aufs kleinste: Es ergab sich in der Tat eine beiderseitige völlige tuberkulöse Zerstörung der Nebennieren und auch die vom Kranken angenommene abgesprengte „Nebennebenniere" im Zustande der Hypertrophie fand sich und bestätigte genau seine Erklärung vom Ausbleiben der eigentlichen Kachexie trotz fast zehnjähriger Nebennierentuberkulose durch die vikarierende Arbeit jener Nebennebenniere. Außerdem fanden sich als weitere Todesursache eine ganz akute Nephritis, die Folge jener Erkältungskrankheit, alte pleuritische Verwachsungen, eine gleichseitige Rippenkaries und, wie MARCHAND mir schrieb, „ein sehr merkwürdiger und ganz überraschender Befund, ein seit langem bestehendes Karzinom der linken Brustdrüse." Die tragische Kuriosität des ganz ungewöhnlichen „Falles", die so typisch für die Todesursachen der großen Ärzte ist, hatte sich bei ihm bestätigt.

MARCHAND schreibt an mich von jenem Karzinom, „das Ihr Herr Vater in geradezu heldenmütiger Weise verheimlicht hatte, vermutlich in der Befürchtung, daß es bei dem langen Bestehen des Leidens durch Metastasen bereits inoperabel sei. Es ist ein Geschick von tiefer Tragik, daß diese Befürchtung sich als unbegründet herausstellte, daß Metastasen sich nicht fanden und eine Operation also durchaus möglich gewesen wäre."

Auf Grund jener Selbstdiagnose glaube ich aber die Verheimlichung jenes Karzinoms, (das er unserer Mutter beim Verbinden stets als „chronische Furunkulose" erklärte), anders deuten zu können: Unser Vater kannte seine Diagnose des schweren Addison genau und war sich völlig darüber klar, daß er schon die Narkose zu einer radikalen Operation nicht überstanden haben würde. Darum trug er auch dieses Leiden gefaßt und still, weil er wußte, hier gab es keine Rettung.

Wenn ich an unseren Vater denke, von ihm träume, so tritt mir immer diese ruhige, heldenmütige Resignation im bewußt tödlichen Kranksein vor Augen. Auch MARCHAND empfindet diese Tragik noch heute tief und, ich glaube, mit uns jeder Leser dieses Buchs, der den Lebenden gekannt und geliebt hat.

Doch es würde das Bild unseres Vaters, des tatenreichen, erfolgbelohnten und lebensfrohen Mannes, verzerren, wenn wir mit solchen Gedanken und Empfindungen von ihm Abschied nähmen. Wir wollen ihn ferner so schauen, wie ihn seine — nicht enge — Umwelt seit seinem frühen Aufstieg gekannt hat, und von seinem Bilde den Schleier wehmütiger Erinnerung an Krankheit und Tod wieder entfernen.

Bei aller Mühe und Arbeit ist sein Leben köstlich gewesen und mit dem greisen Optimisten LYNCEUS, dem Späher über weite Lande und Zeiten, konnte er sprechen:

> Ihr glücklichen Augen,
> Was je ihr gesehn,
> Es sei, wie es wolle,
> Es war doch so schön!

Wissenschaftliche Arbeiten HEINRICH CURSCHMANNS.

Zur Histologie des Muskelmagens der Vögel. Zeitschr. f. wiss. Zool. 1866, Heft 1.
Beiträge zur Physiologie und Pathologie der Kleinhirnschenkel. Dissert. Gießen 1868. 2. Mitteilung. Dtsch. Arch. f. klin. Med. Bd. VIII.
Behandlung des Delirium potatorum mit Chloral. 1871.
Behandlung der Malaria mit Karbolsäure. 1872.
Beitrag zur Ätiologie intracranieller Tumoren. 1872.
Über Kaffeintoxikation. Dtsch. Klinik 1873.
Über das Verhältnis der Halbzirkelkanäle des Ohrlabyrinths zum Körpergleichgewicht. Dtsch. Klinik 1874, Nr. 3 und Arch. f. Psychiatrie u. Nervenkrankh. 1874. Habilitationsschrift.
Zur Lehre vom Fettherz. Dtsch. Arch. f. klin. Med. Bd. 12. 1874.
Zur Lehre vom traumatischen Leberabszeß. Dtsch. Klinik 1874.
Über Pilocarpin. muriat. Berl. klin. Wochenschr. 1878.
Über Diastase der Musc. recti abdominis. Berl. klin. Wochenschr. 1878.
Über das Verhalten des Methylgrün zu amyloid degenerierten Geweben. Virchows Arch. f. pathol. Anat. und Physiol. Bd. 79.
Über Lokalbehandlung der putriden Bronchial-Lungenaffektionen. Berl. klin. Wochenschr. 1879.
Die Veränderungen der äußeren Haut bei Meningitis cerebrospinalis. Dtsch. med. Wochenschr. 1883.
Über Perihepatitis hypertroph. chron. (Zuckergußleber). Dtsch. med. Wochenschr. 1884, Nr. 30.
Mit EISENLOHR. Herpes zoster und multiple Neuritis. Dtsch. Arch. f. klin. Med. 1884.
Über die therapeut. Wirkung des Coffein. Dtsch. med. Wochenschr. 1885, Nr. 4.
Über Bronchiolitis exsudativa und ihr Verhältnis zum Asthma bronchiale Dtsch. Arch. f. klin. Med. Bd. 32 u. 36.
Über Bronchialasthma. Referat a. d. Kongreß f. innere Med. 1885. Erste Beschreibung der Spiralen.
Über pneumobulbäres Asthma (gegen GERMAIN SÉE). Dtsch. med. Wochenschrift 1886, Nr. 3.
Bemerk. über d. Verhalten des Centralnervensystems b. acut. Infektionskrankheiten. Kongr. f. innere Med. 1886.
Über psychische Hemianopsie (Rindenhemianopsie). Verhandl. d. Psychiatr. Gesellsch. Berlin 1879 und Kongr. f. inn. Med. 1887.
Der Typhus in Hamburg 1885/86. Dtsch. med. Wochenschr. 1888.
Bau und Einrichtung von Krankenhäusern. Kongr. f. öffentl. Gesundheitspflege 1888.

Über Lipomatosis perimuscular. circumscripta. Schmidt Jahrbücher 1889 u. klin. Abbild.
Behandlung des Ileus. Dtsch. med. Wochenschr. 1887 u. Congr. f. inn. Med. 1889.
Die mechanische Behandlung der Hautwassersucht. Therap. Monatsh. März 1891.
Die Sclerose der Brustaorta. Herzsyphilis. Schwielige Paranephritis bei Erkrankungen der Aortenklappen. Lokalisation des systol. Geräusches bei Mitralklappenfehlern. Besserungen und Heilungsvorgänge bei Aneurysmen der Brustaorta. Sämtl. Arbeiten im Dtsch. Arch. f. klin. Med. und in d. Arbeiten a. d. Med. Klinik in Leipzig. F. C. Vogel 1893.
Zur klin. Topographie des Dickdarms. Dtsch. Arch. f. klin. Med. Bd. 53.
Über eine eigenartige Form der necrosier. Hepatitis. Dtsch. Arch. f. klin. Med. Bd. 64.
Das neue allgemeine Krankenhaus zu Hamburg-Eppendorf. DENEKE und H. CURSCHMANN. Braunschweig 1895.
Diagnostik und operative Behandlung größerer Herzbeutelergüsse. Dtsch. Klinik a. Ende des 19. Jahrh. 1895 und Ther. d. Gegenwart 1896.
Die Heilbarkeit der Tuberkulose. Kongr. f. Bekämpf. d. Tuberk. Berlin 1899.
Über eine besondere Form der schwielig. Muskelentartung. Münch. med. Wochenschr. 1899. Nr. 47.
Typhusbazillen in Roseolaflecken. Münch. med. Wochenschr. 1899, Nr. 48.
Die physikal. Heilmethoden i. d. ärztl. Praxis u. klin. Unterricht. Dtsch. med. Wochenschr. 1900, Nr. 49.
Über die Lokalisation der Appendicitis. 1900.
Die Behandlung krebsiger Schlundverengerungen mit Dauersonden. Therapie d. Gegenw. Jan. 1900.
Über die Anwendung der Gelatine bei Blutungen. 1902.
Das Verhalten der weißen Blutkörperchen bei Appendicitis. Münch. med. Wochenschr. 1903.
In gleicher Sache contra REHN ibidem 1904.
Ungewöhnliche Verlaufsweisen und Todesfälle bei Typhus abd. Dtsch. med. Wochenschr. 1904. Nr. 17.
Die Verlagerung der Luftröhre und d. Kehlkopfs a. Folge gewisser Veränderungen der Brustorgane. Münch. med. Wochenschr. 1905, Nr. 48.
Tödliche Blutungen bei Pfortadererkrankungen ibidem 1906.
Zur Frage der Kehlkopf- und Luftröhrenverlagerungen etc. Münch. med. Wochenschr. 1906, Nr. 33.
Über die Ansteckung. Rektoratsrede 1906.
Über Polyarthritis chron. deformans. Berl. klin. Wochenschr. 1906, Nr. 33.
Pneumococceninfluenza. Münch. med. Wochenschr. 1909, Nr. 8.
Beziehungen entzündl. Mandelaffektionen zu Infektionskrankheiten. Münch. med. Wochenschr. 1910, Nr. 6.

Größere Werke und Monographien:

Die Pocken. I. u. II. Aufl. Das Fleckfieber. Die funktionellen Störungen der männlichen Genitalien. In Ziemßens Handbuch 1874—1877.
Der Unterleibstyphus. Das Fleckfieber. In Nothnagels Handbuch 1898 und 1909.
Klinische Abbildungen mit Text. Berlin 1894.